MATIERE MÉDICALE,

TOME PREMIER,

Contenant les Sections I. II. III.

MATIERE MÉDICALE,

TRADUITE DU LATIN

DE M. J. FR. CARTHEUSER,

AUGMENTÉE

D'UNE TABLE RAISONNÉE,

& d'une Introduction à la Matiere
Médicinale.

TOME PREMIER.

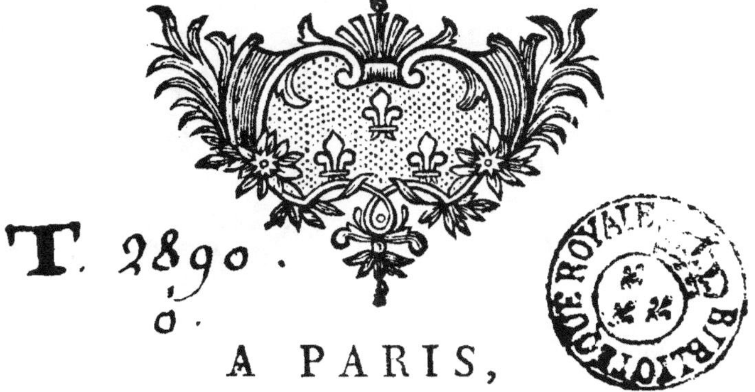

T. 2890.
o.

A PARIS,

Chez BRIASSON, Libraire, rue Saint
Jacques, à la Science.

M. DCC. LV.

Avec Approbation & Privilége du Roi.

APPROBATION.

J'AI lu par ordre de Monseigneur le Chancelier, un Manuscrit intitulé, *Principes de la Matiere Médicale, traduits du Latin de Frédéric Cartheuser, &c.* Je crois qu'un Livre où la Matiere Médicale est réduite en des principes plus clairs & plus certains que ceux que l'on nous a donnés jusqu'à présent, ne peut être trop multiplié, & qu'ainsi cette Traduction, qui est le moyen le plus sûr pour cette fin, peut être imprimée. Fait à Paris, ce 26. Octobre 1752.

GUETTARD.

PRIVILEGE DU ROI.

LOUIS, par la grace de Dieu, Roi de France, & de Navarre, A nos amés & féaux Conseillers les Gens tenans nos Cours de Parlement, Maîtres des Requêtes ordinaires de notre Hôtel, Grand Conseil, Prevôt de Paris, Baillifs, Sénéchaux, leurs Lieutenans Civils, & autres nos Justiciers qu'il appartiendra, SALUT. Notre amé JOSEPH BULLOT, Imprimeur & Libraire à Paris, Nous a fait exposer

qu'il défireroit imprimer & donner au Public
un Ouvrage qui a pour titre : *Principes de la
Matiere Médicale, traduits du Latin de Frédéric
Carthenfer*. S'il Nous plaifoit lui accorder nos
Lettres de Privilége pour ce nécelfaires ; A ces
Causes , voulant favorablement traiter l'Expofant , Nous lui avons permis & permettons
par ces Préfentes d'imprimer ledit Ouvrage en
un ou plufieurs Volumes , & autant de fois que
bon lui femblera , & de le vendre , faire vendre ,
& débiter par-tout notre Royaume , pendant le
tems de fix années confécutives , à compter du
jour de la date des préfentes ; faifons défenfes à
tous Imprimeurs , Libraires & autres perfonnes ,
de quelque qualité & condition qu'elles foient ,
d'en introduire d'Impreffion étrangere dans aucun lieu de notre Obéiffance ; comme aulfi
d'imprimer ou faire imprimer , vendre , faire
vendre , débiter , ni contrefaire ledit Ouvrage ,
ni d'en faire aucun extrait , fous quelque pré-
texte que ce foit d'augmentation , correction ,
changement ou autres , fans la permiffion ex-
preffe & par écrit dudit Expofant , ou de ceux
qui auront droit de lui , à peine de confifcation
des Exemplaires contrefaits , de trois mille livres d'amende contre chacun des contrevenans ,
dont un tiers à Nous , un tiers à l'Hôtel-Dieu
de Paris , & l'autre tiers audit Expofant ou à
celui qui aura droit de lui , & de tous dépens ,
dommages & intérêts ; à la charge que ces préfentes feront enregiftrées tout au long fur le
Regiftre de la Communauté des Imprimeurs
& Libraires de Paris , dans trois mois de la
date d'icelle , que l'impreffion dudit Ouvrage
fera faite dans notre Royaume , & non ailleurs ,
en bon papier & beaux caracteres , conformé-

ment à la feuille imprimée attachée pour modéle fous le Contre-Scel des préfentes, que
l'Impétrant fe conformera en tout aux Regle-
mens de la Librairie, & notamment à celui
du dix Avril 1725. & qu'avant de l'expofer en
vente, le Manufcrit qui aura fervi de copie
à l'impreffion dudit Ouvrage, fera remis dans
le même état où l'approbation y aura été donnée, ès mains de notre très-cher & féal Chevalier Chancelier de France, le Sieur DE LA MOI-
GNON, & qu'il en fera enfuite remis deux
Exemplaires dans notre Bibliothéque publique,
un dans celle de notre Château du Louvre, &
un dans celle de notre très-cher & féal Chevalier, Chancelier de France, le Sieur DE LA
MOIGNON, & un dans celle de notre très-cher
& féal Chevalier, Garde des Sceaux de France le Sieur DE MACHAULT, Commandeur de
nos Ordres : le tout à peine de nullité des
préfentes : Du contenu defquelles, vous man-
dons & enjoignons de faire jouir ledit Expofant, ou fes ayans caufe, pleinement & pai-
fiblement, fans fouffrir qu'il leur foit fait aucun trouble ou empéchement. Voulons que
la Copie des Préfentes, qui fera imprimée tout
au long au commencement, ou à la fin dudit
Ouvrage, foit tenue pour duement fignifiée, &
qu'aux Copies collationnées par l'un de nos
amés & féaux Confeillers Secrétaires, foi foit
ajoûtée comme à l'Original. Commandons au
premier notre Huiffier ou Sergent fur ce requis,
de faire pour l'exécution d'icelles, tous Actes
requis & néceffaires, fans demander autre permiffion, & nonobftant clameur de Haro, Charte
Normande, & Lettres à ce contraires : CAR
tel eft notre plaifir. DONNE' à Verfailles,

le neuviéme jour du mois de Décembre , l'an
de grace mil sept cent cinquante-deux , & de
notre Regne le trente-huitiéme. Par le Roi en
son Conseil.

SAINSON.

*Registré sur le Registre XIII. de la Chambre
Royale des Libraires & Imprimeurs de Paris,
N°. 106. fol. 79. conformément aux anciens Ré-
glemens confirmés par celui du 28. Février 1723.
A Paris le 12. Janvier 1753.*

HERISSANT, Adjoint.

Je céde & transporte pour toujours à M.
BRIASSON le Privilége ci derriere. A Paris , ce 24. Mars 1754.

BULLOT.

*Registrée la présente Cession sur le Registre XIII.
de la Chambre Royale des Libraires & Imprimeurs
de Paris, fol. 253. conformément aux Réglemens,
& notamment à l'Arrêt du Conseil du 10. Juillet
1745. A Paris , ce 2. Avril 1754.*

DIDOT, Syndic.

PREFACE.

PRÉFACE
DE L'AUTEUR.

ON trouvera fans doute étonnant que j'ofe donner pour une feconde fois un Traité fur la nature & les vertus des remédes ; je prévois même qu'il y en aura un affez grand nombre , fur tout de ceux qui penfent que ce fiécle-ci & le paffé ont affez enrichi le cercle littéraire de Traités fur la même matiere ; je prévois , dis-je , qu'ils regarderont mon travail comme inutile & fuperflu : mais voici ce que j'ai à leur répondre. J'ai toujours cru jufqu'à préfent , & je crois même très-fermement, que la matiere médicale , malgré le grand nombre de Traités que nous en avons , n'eft pas encore parvenue au dégré de perfection dont elle eft fufceptible, qu'elle eft même très-défectueufe dans certaines parties, & qu'elle eft de toutes les parties de la médecine celle qui a le plus befoin d'être cultivée. En effet, que trouvons-nous dans

la plûpart des livres qui ont paru fur la
Matiere médicale ? un grand nombre de
fimples, de caractere, de faveur, d'odeur
& de vertus fort differentes, rangés fimplement fuivant l'ordre alphabétique, ou réduits confufément aux trois régnes, fçavoir, le minéral, le végétal & l'animal. On
y développe leur forme extérieure ; on y
indique leur lieu natal, les marques de
leur bonté, leurs vertus & leur ufage ;
mais on n'y trouve rien, ou très-peu de
chofes démontrées, ou même d'autres entierement fauffes, fur leur vrai caractere
& leurs principes actifs ; c'eft néanmoins en
cela feul qu'on doit chercher la raifon la
plus folide de leurs vertus. M. *Lemery*, par
exemple, parle très-fréquemment de l'a-
bondance de l'huile & du fel effentiel ; il
attribue l'un & l'autre principe à la plûpart
des fujets du régne végétal, quoiqu'il y
en ait très-peu dans lefquels on puiffe le
faire voir. M. *Geoffroy*, dont le Traité fur
la Matiere médicale doit être d'ailleurs regardé comme un des meilleurs que nous
ayons en ce genre, & *Paul Hermann* très-
connu par fon abregé de Matiere médicale,
ne font pas exacts dans bien des endroits,
lorfqu'ils parlent des vrais principes actifs

des remédes, & qu'ils tâchent d'appuyer leurs opinions d'argumens tirés affez fouvent de certains effets mal expliqués & mal appliqués, mais encore plus fouvent d'une deftruction violente, ou d'une compofition tout-à-fait neuve. Le dernier mérite néanmoins d'autant plus de louange, qu'il eft le premier qui ait tenté de réduire fous une feule & même claffe générique les fimples de même nature, & il a par conféquent été le premier qui ait entrepris d'établir une méthode, & plus réguliere & plus raifonnée. Il a fait dans cette partie ce que *Morifon* fit autrefois dans la Botanique, qui de nos jours marche à grands pas à fon dernier dégré de perfection. Je conviendrai même que le plan de cet Auteur m'a tellement plû, que j'ai pris le parti depuis plufieurs années de fuivre en quelque façon fes traces, d'employer plus de tems à l'étude de cette partie négligée de la médecine, & de la rendre, autant qu'il feroit en moi, & plus méthodique & plus intelligible. Pour parvenir à ce but, non feulement je ne me fuis point contenté de rechercher foigneufement les obfervations & les expériences des autres, éparfes çà & là dans differens Traités ; mais encore j'ai mis moi-même la main à l'œuvre ; j'ai fait l'analyse chimique des simples les plus choisis & de quelques autres, & je n'ai menagé ni peines, ni dépenses, afin qu'après avoir examiné tout ce qui devoit l'être, je puisse parler d'après ma propre conviction, autoriser les réflexions générales que j'avois faites long-tems avant, en y ajoûtant des exemples d'analyses des espéces les mieux choisies, ou au moins les plus usitées, & en décrivant leur vrai caractere, leurs principes actifs, leur façon d'opérer & les vertus qu'on doit déduire de ces sources. J'avois d'abord projetté d'entrer dans un plus grand détail sur l'examen que j'avois fait de ces simples & sur leurs vertus ; mais ayant depuis assez connu que cette prolixité devenoit contraire au plan que je m'étois proposé, j'ai changé de dessein, & j'ai cru qu'il seroit plus à propos de tracer simplement les premiers traits, & de frayer par là le chemin à de plus grandes recherches, ne doutant pas que d'autres ausquels les affaires ordinaires laisseront plus de loisir qu'à moi, ne suivent avec ardeur un travail commencé, que la méthode ne se corrige de plus en plus avec le tems, & qu'ils ne la condui-

fent, toute imparfaite qu'elle eſt encore, à
ſon dernier dégré de perfection. Je dois
de plus avertir que je n'ai parlé que ſuc-
cintement de quelques ſimples, & que
je ſuis entré dans un plus grand détail
ſur quelques autres, ſur tout ſur ceux
dont il a paru depuis peu des Traités particuliers; j'eſpere néanmoins que la deſcrip-
tion ſuccinte des autres ſuffira aux lecteurs attentifs. Quant aux réſultats, ou pour
parler plus exactement, quant au poids
des produits de chaque ſimple, c'eſt d'a-
près un examen exact que je les ai ajoutés
à quelques-uns, & je puis aſſurer qu'ils
ſont juſtes, quoiqu'ils ne s'accordent pas
toujours avec les poids indiqués ſur le
même ſujet par quelques autres Auteurs.
Il eſt preſque impoſſible que pluſieurs
Analyſtes puiſſent s'accörder parfaitement
enſemble. Les ſujets à analyſer, quoique
les mêmes, ſont ordinairement d'un dégré
de bonté different. D'ailleurs ceux qui en
font l'analyſe peuvent apporter plus ou
moins d'attention. Voilà tout ce dont j'ai
cru qu'il étoit à propos de prévenir mes
lecteurs; & je prie, par tous les droits de
l'humanité, les ſçavans & ceux qui ne
cherchent que le bien, de vouloir juger

favorablement de mon ouvrage, afin de m'engager par le bon jugement qu'ils en porteront, à de plus grandes recherches, & de fortifier le zéle sincere que j'ai de me rendre utile. Donné à Francfort-sur-l'Oder, *le 20 Mars* 1749.

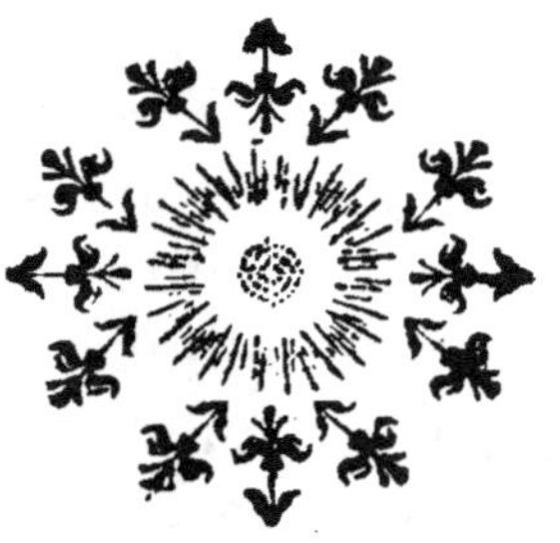

✳✳✳✳✳✳✳✳✳✳✳✳✳✳

TABLE

DES SECTIONS ET DES CHAPITRES
de tout l'Ouvrage.

═══════════════════

SECTION I.

De la Matiere médicale & des médicamens
en général.

CHAP. *DE la différence & de la définition*
I. *de la Matiere médicale, & des*
differens empêchemens qui retardent les
progrès d'une connoiſſance raiſonnée des
ſimples.

II. *Des effets des médicamens & de leurs cau-*
ſes formelles.

III. *De quelques diviſions des médicamens qui*
concernent plus ou moins leur action géné-
rale, & qui y jettent un plus grand jour.

IV. *Des vaiſſeaux inhalans & exhalans du*
corps.

V. *Des médicamens ſympathiques & magné-*
tiques, & des amulettes.

VI. *Des élémens chymiques des corps, des*
principes actifs les plus généraux, des mé-

dicamens que l'on connoît par cette méthode , ou des causes matérielles des effets.

SECTION II.

Des corps terreux insipides & terreux-
gélatineux.

CHAP. I. DE la nature & des principes des corps terreux.

II. De la maniere d'opérer , & des vertus médicinales des corps alcalins-terreux.

III. De la nature & des principes des corps
terreux-gélatineux.

IV. De la maniere d'opérer , & des vertus
médicinales des terreux-gélatineux.

V. Des yeux d'écrevisses , des coquillages , des
coquilles d'huitres & de celles d'œufs.

VI. Des perles , de la nacre de perles & de
l'os de seiche.

VII. Des coraux rouges & blancs.

VIII. Du cristal de roche , de l'agaric minéral , de l'osteocolle & des terres sigillées
blanches.

IX. De la chaux-vive & de la maniere de
préparer l'eau de chaux.

X. Du pied d'élan , du crâne humain , de la

corne de cerf, & de l'os du cœur du cerf.
XI. *De l'yvoire, du vrai monocorne, des dents d'hyppotame, de castor & de sanglier, de la mâchoire de brochet, des pierres de perches & de carpes.*
XII. *De la pierre de bézoard.*

SECTION III.

Des acides & des aigres doux.

CHAP. I. *DE la nature & de la difference des acides.*
II. *De la maniere d'opérer & des vertus médicinales des acides.*
III. *De la nature, des principes & des vertus des aigres doux.*
IV. *De la petite oseille & de l'oseille.*
V. *Du jus de citron & de limon.*
VI. *Du vinaigre & du tartre.*
VII. *Du petit lait.*
VIII. *Des tamarins & des raisins de Corinthe.*

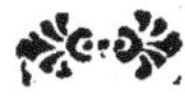

TABLE DES SECTIONS

SECTION IV.

Des sels alcalis tant fixes que volatils urineux.

CHAP.
I. DE la difference, de la nature & de l'origine des sels alcalis fixes.
II. De la maniere d'opérer, & des vertus médicinales des sels alcalis fixes.
III. De la nature, de la difference & de l'origine des sels alcalis volatils.
IV. De la maniere d'opérer, & des vertus médicinales des alcalis volatils.

SECTION V.

Des corps salins explicites d'une moyenne nature.

CHAP.
I. DEs élémens, de la naturë & de la difference des corps salés.
II. De la maniere d'opérer & des vertus médicinales des sels moyens.
III. Du nitre.
IV. Du sel commun.

V. *Du sel d'Angleterre.*
VI. *Du sel des eaux minérales chaudes.*
VII. *Du sel que l'on tire de l'eau amere de Seidlitz & de Seidschuz.*
VIII. *Du borax.*
IX. *Du sel ammoniac.*

SECTION VI.

Des austeres stiptiques.

CHAP. I. DE la difference & de la nature des austeres.
II. *De la maniere d'opérer & des vertus des austeres.*
III. *De la racine de tormentille & de bistorte.*
IV. *De l'écorce & des fleurs de grenade.*
V. *De la terre du Japon.*
VI. *Du vitriol.*
VII. *De l'alun.*

SECTION VII.

Des âcres altérans.

CHAP. I. DE la nature & de la difference des âcres altérans.

xij TABLE DES SECTIONS

II. *De la maniere d'opérer & des vertus des âcres.*

III. *De la racine de squille.*

IV. *De la racine de pied de veau.*

V. *De la racine de pimprenelle blanche & de pyréthre.*

VI. *De la racine de raifort sauvage & d'ellebore blanc.*

VII. *Du cochléaria, du cresson alenois & de la capucine.*

VIII. *Du doronic à feuilles de plantin.*

IX. *De la semence de moutarde & de la gomme d'Euphorbe.*

X. *Des cantharides.*

SECTION VIII.

Des doux.

CHAP. I. **D**E la nature & de la difference des doux.

II. *De la maniere d'opérer & des vertus des doux.*

III. *De la racine de grande gentiane, de dictame blanc & de la racine de chichorée sauvage.*

IV. *Du scordium, de l'absinthe, du chardon bénit & du trefle d'eau.*

V. *Des sommités de petite centaurée & de fume-terre.*

VI. *De la semence de chardon bénit & du
chardon-marie.*

SECTION IX.

Des amers.

CHAP.
I.   **D**E la difference & de la nature des amers.

II. *De la maniere d'opérer & des vertus des
amers.*

III. *Des racines de grande gentiane, de fra-
xinelle & de trefle d'eau.*

IV. *Du scordium, de l'absinthe, du chardon
bénit & du trefle d'eau.*

V. *Des sommités de petite centaurée & de
fume-terre.*

VI. *Des semences de chardon bénit & de
chardon-marie.*

SECTION X.

Des purgatifs âcres & amers, des émétiques & des cathartiques.

CHAP. I. DE la nature & de la difference des émétiques & des cathartiques.

II. De la maniere d'opérer, & des vertus des purgatifs & des émétiques.

III. De la rhubarbe.

IV. De l'ipecacuanha.

V. Du jalap.

VI. Du méchoacan blanc & de la racine de couleuvrée.

VII. De la racine d'ellebore noir.

VIII. Des feuilles de senné.

IX. De l'agaric végétal.

X. De l'aloës.

XI. De la scammonée.

XII. De la coloquinte.

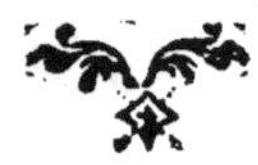

SECTION XI.

Des vaporeux , des ennyvrans & des narcotiques.

CHAP. I. DE la nature & des principes des narcotiques.

II. De la maniere d'opérer & des vertus des vaporeux.

III. Du tabac & des fleurs de sureau.

IV. Du saffran.

V. De l'opium.

VI. De la graine de pavot.

SECTION XII.

Des balsamiques & des aromatiques.

CHAP. I. DE la difference & de la nature des aromatiques & des balsamiques.

II. De la maniere d'opérer & des vertus des balsamiques & des aromatiques.

III. De la racine de zedoaire , de gingembre, du poivre rond & long.

IV. Des racines de souchet & de galanga.

V. *De la racine d'iris de Florence.*

VI. *Du calamus aromaticus & de la racine d'aulnée.*

VII. *De la racine de serpentaire de Virginie & de la valériane.*

VIII. *De la racine d'impératoire, d'angélique, de levesche & de meum.*

IX. *De la racine de charline.*

X. *De la mélisse & du basilic.*

XI. *De l'herbe & des fleurs de romarin & de sauge.*

XII. *Des feuilles & des fleurs de marjolaine, de thym, de serpollet & de poulliot.*

XIII. *De l'hyssope, de la menthe crêpée, de la matricaire & de la tanaisie.*

XIV. *De la sarriette & du vrai marum.*

XV. *De la sabine & de l'auronne.*

XVI. *De la camomille & de la mille-feuille*

XVII. *Des fleurs de lavande & de souci.*

XVIII. *Du sassafras & du gayac.*

XIX. *De l'aloës, du bois de Rhodes & du santal jaune.*

XX. *Du bois de genevrier & du lentisque.*

XXI. *Du bois néphrétique & du schangenhoth.*

XXII. *Des écorces de citrons & d'oranges.*

XXIII. *De l'écorce de cascarille & thymiamat.*

XXIV.

XXIV. *De la canelle.*

XXV. *Du caſſia lignea.*

XXVI. *Du caſſia caryophyllata & caſſia alba.*

XXVII. *Du camphre.*

XXVIII. *De la myrrhe.*

XXIX. *De la gomme ammoniaque, du galbanum & du bdellium.*

XXX. *Du ſagapenum & de l'aſſa-fœtida.*

XXXI. *Du labdanum, de la gomme de caragne & de celle de lierre.*

XXXII. *De la gomme animé, élemi & de genevrier.*

XXXIII. *De l'oliban, du maſtic & de la gomme tacamahaca.*

XXXIV. *Du benzoin & du ſtyrax.*

XXXV. *De la gomme lacque.*

XXXVI. *De la poix noire & de la poix liquide.*

XXXVII. *De la térébenthine, du baume du Pérou, du baume de Copahu & des autres baumes de cette eſpéce.*

XXXVIII. *De la ſemence de fenouil, de l'anis, tant vulgaire que de la Chine.*

XXXIX. *De la coriandre & de la nielle Romaine.*

XL. *Du ſemen contra, de la ſemence de rhue & de celle de tanaiſie.*

ẽ

TABLE DES SECTIONS

De la semence d'ail, de persil & de
arotte.

..II. De la semence de chiroui, de cumin,
d'ami, d'aneth & de léveſche.

X.III. Des bayes de laurier & de genevrier.

XLIV. De la noix muſcade & du macis.

XLV. Du poivre, des cubebes & de l'amo-
mum.

XLVI. Des clous de gerofle.

XLVII. Des graines de cardamomum & de
paradis.

XLVIII. Du caſtoreum.

XLIX. Du muſc & de la civette.

L. Du ſuccin & de l'ambre.

SECTION XIII.

Des ſimples un peu amers, un peu auſteres,
légérement balſamiques, un peu âcres,
terreux ou mucilagineux ſubaſtringens,
& de quelques autres d'une ſaveur
mixte.

CHAP. I. **D**E la nature, de la difference &
des vertus de ces divers ſimples
en général.

II. Des racines de pivoine & de nymphéa.

III. *Des racines de garance & d'anet.*

IV. *Du contra yerva & de la racine de bénoîte.*

V. *Des racines de bardane, de piſſenlit & de tuſſilage.*

VI. *De la racine de dompte-venin & du paréira-brava.*

VII. *Des racines de ſquine & de ſalſe-pareille.*

VIII. *De la racine d'ache & de perſil.*

IX. *De la véronique & de la bétoine.*

X. *Du lierre terreſtre.*

XI. *De la germandrée & du chamapitis.*

XII. *Du thé & du vrai teucrium.*

XIII. *De l'armoiſe.*

XIV. *Des fleurs de muguet, de tilleul & de la primevere.*

XV. *Des fleurs de pivoine mâle, d'œillet, de roſes rouges de Provins.*

XVI. *Des fleurs de pied d'alouette, de bluet, de bourache.*

XVII. *Du guy.*

XVIII. *Du quinquina.*

XIX. *Du ſantal rouge.*

XX. *Du ſang de dragon & du ſuc d'acacia.*

XXI. *Du kermès & de la chochenille.*

SECTION XIV.

Des doux, des doucinâtres, des légérement amers, des simples un peu austeres, des balsamiques onctueux - huileux & des gras.

CHAP. I. **D**E la nature, des principes, & de la différence des huileux & des gras en général.

II. Des vertus des huileux & des gras.

III. Des amandes douces, des fruits de pin, des pistaches & des noyaux d'abricots.

IV. Des quatre grandes semences froides & des quatre petites.

V. Des semences de lin & de fenugrec.

VI. Du cacao.

VII. Du lait.

VIII. De la semence de baleine & des graisses ordinaires des animaux.

SECTION XV.

Des insipides & des doucinâtres-mucilagi-
neux & gélatineux.

CHAP. I. *DE la nature, de la difference, & des vertus des gélatineux & des mucilagineux en général.*

II. *Des racines de guimauve, de mauve, de lis.*

III. *De la racine de grande consoude.*

IV. *De la racine de scorsonere.*

V. *De la semence d'herbes aux puces & des semences de coin.*

VI. *De l'orge & de l'avoine.*

VII. *De la gomme arabique & adragant.*

VIII. *De la colle de poisson & des autres gelées des animaux.*

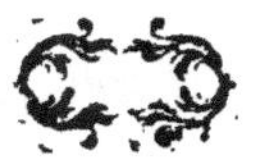

SECTION XVI.

Des sulphureux secs, des mercuriaux, des sulphureux mercuriaux, des sulphureux-régulins, des métaux, des demi-métaux & des terreux-ferrugineux.

CHAP.
I. *Du soufre minéral vulgaire.*
II. *De la poudre de lycopodium.*
III. *Du vif-argent.*
IV. *Du cinabre naturel.*
V. *De l'antimoine crud.*
VI. *Du fer, de la pierre hématite & des autres terres martiales.*

SECTION XVII.

De l'eau simple, des eaux minérales médicinales chaudes & froides.

CHAP.
I. *De la nature, des propriétés & des vertus médicinales de l'eau simple.*
II. *Des eaux minérales médicinales.*

MATIERE

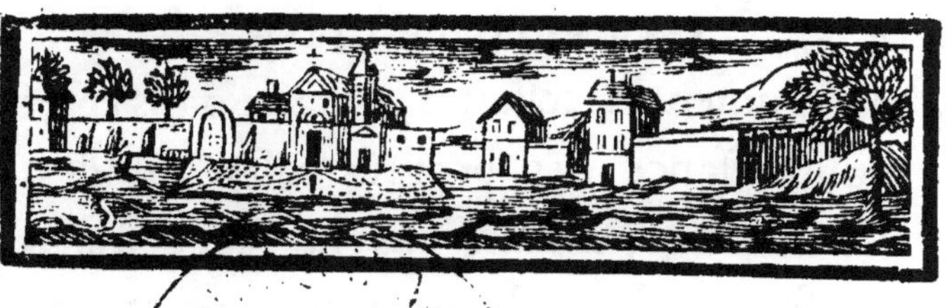

INTRODUCTION
A LA
MATIERE MÉDICINALE.

A Matiére Médicinale, la partie de la Médecine qui traite des simples, qui en fait connoître la force, les effets, les usages, a dû nécessairement être une de celles à laquelle les hommes s'attacherent d'abord; & quelques lents que puissent paroître les progrès de toutes les autres parties de la Médecine, lorsque nous voulons remonter jusqu'à leur premiere origine, les hommes obligés de vivre de ce qui se présentoit sous leurs mains, dûrent nécessairement connoître bien-tôt les effets des simples qui leur devenoient

A

abſolument néceſſaires, & faire dans cette connoiſſance des progrès aſſez rapides. Ce n'eſt cependant pas là l'idée qu'en préſentent les faſtes qui peuvent en inſtruire; la plûpart de ceux dans leſquels on auroit pû puiſer de grandes lumiéres ſur ce ſujet, étant péris par les injures des tems, & le reſte ne fourniſſant que très-peu de principes véritablement utiles pour porter cette matiére à ſa perfection.

Tout bien conſidéré, il paroît que les connoiſſances qu'avoient les anciens ſur les ſimples ſe réduiſent à ce que leur en avoient appris les obſervations & les expériences qu'ils en avoient, ſoit par eux-mêmes, ſoit par celles des autres animaux; connoiſſances purement empiriques, qui cependant paroiſſent par fois avoir été dirigées par l'analogie, mais auxquelles il manquoit les moyens imaginés par les modernes pour les porter à une plus grande perfection : encore ces

obſervations & ces expériences paroiſſent-
elles fort vagues, à s'en rapporter même
aux Auteurs qui nous reſtent, à ceux qui
ſemblent avoir le plus étudié les anciens,
& qui par conſéquent nous ont tranſmis
l'acquit qu'ils pouvoient avoir en cette
partie. D'ailleurs, comment pouvoir compter ſur ces ſortes d'obſervations, s'il eſt
vrai, comme l'a fait voir *Saumaiſe* dans
ſes Exercitations ſur les Homonymes de
la Matiere de la Médecine, qu'on ſe ſoit
ſi fort trompé ſur la dénomination des
ſimples dont les anciens nous ont indiqué
les vertus, & que les obſervations des
modernes, leurs expériences, leurs moyens
d'analyſer ces ſimples, la méchanique des
corps animés, &c. enlevent à ces ſimples
des effets qu'une antiquité trop reſpectée
paroiſſoit leur avoir conſacrés? Tout ceci
a ſes preuves, & des preuves ſans répli-
que. De quel poids devient donc l'autorité de ceux qui n'atteſtent que l'obſervation & l'expérience pour s'aſſurer de ces

effets ; obfervation fi difficile à faifir, qu'il n'eft par conféquent pas facile de circonftancier, & pour ainfi dire impoffible de bien conftater, fi l'on n'a pour tout fecours que des fimples dont on ne connoît en aucune façon les principes, des maladies dont nous voulons encore bien accorder qu'on connoiffe tous les refforts, & des applications de ces fimples dans ces maladies ; fi l'on s'en tient à obferver, fcrupuleufement même, les effets que ces fimples produifent dans le cas préfent, afin d'en rectifier & d'en perfectionner de plus en plus les connoiffances acquifes par cette voie. Et en effet, diront les prétendus fauteurs de l'empirifme qui ne tendent qu'à replonger la Médecine dans fa premiere obfcurité, que ceux qui ont les premiers mis ces fimples en ufage, les ayant préparé eux-mêmes, nous en ayant laiffé les préparations, fans omettre les circonftances dans lefquelles on doit les appliquer ; que c'eft à nous de suivre la route de nos prédéceffeurs dans tous les cas déterminés, nous permettant tout au plus de nous en éloigner dans les cas imprévus où l'analogie peut être d'un grand fecours, mais en l'affujettiffant toujours aux connoiffances acquifes par l'empirifme. Raifonnement fpécieux dont ne peuvent fe fervir que ceux qui n'ont pour toute reffource en Médecine que leur expérience à alléguer, & pour toute raifon à donner que le temps pendant lequel, fans avoir tout l'acquit néceffaire pour former le vrai Médecin, ils ont adminiftré des remedes fans connoiffance de caufe, fans principes, fans autre fondement que l'efpéce d'inftinct qui les fait embraffer une opinion plûtôt qu'une autre ; mais qui cependant ne laiffent pas de réuffir à en impofer au vulgaire ignorant, qu'il feroit très-facile de défabufer, s'il vouloit s'affujettir pour juger de ces médicaftres, aux mêmes régles qu'il fuit dans fes autres affaires d'in-

A iij

térêt : & en effet, ou on les suppoſeroit inſtruits de toutes les expériences & des obſervations tant des anciens que des modernes, ce qui exige une étude pénible, laborieuſe, qui en leur emportant beaucoup de temps, rajeuniroit bien leur prétendue expérience ; ou on ne leur ſuppoſe que les connoiſſances qu'ils ont pû acquérir par eux-mêmes, moyennant cependant quelques principes généraux dont on peut encore admettre qu'ils aient la mémoire meublée. Dans le premier cas l'amas de ces obſervations & de ces expériences faiſant un corps monſtrueux, ils n'en pourront jamais former un corps auſſi-bien proportionné qu'il le peut être, s'ils ne raiſonnent, s'ils ne comparent, s'ils ne diſtinguent & ne jugent par eux-mêmes au lit des malades. Voilà déja beaucoup d'acquit, mais ce n'eſt pas tout : ſuppoſez-leur encore des connoiſſances phyſiques, chymiques, anatomiques, méchaniques, &c. que de choſes omiſes par les

Obſervateurs purement empiriques, ne verront-ils pas? quelles difficultés à vaincre n'appercevront-ils pas? Ne diront-ils pas alors avec le *Médecin Boerrhaave*; jeunes Médecins, ſoyez verſés dans l'étude des anciens & des modernes; ayez toutes les connoiſſances qui peuvent jetter du jour ſur la Pratique de la Médecine, & la rendre plus lumineuſe; ſachez bien l'hiſtoire des maladies; ſuivez-la même deux ou trois fois avec beaucoup d'attention, & dites alors à ces empiriques qui auroient le front d'avancer que depuis quarante ans qu'ils traitent des malades, qu'ils ſont plus au fait que vous, qui n'auront d'autres raiſons pour autoriſer leurs démarches que celles-là; qu'ils n'en ſavent pas plus que vous, & que vous avez de plus dans vos connoiſſances des reſſources qu'ils ne peuvent avoir. Dans le ſecond cas, ſi l'on ne ſuppoſe à ces Médecins que leur propre expérience, s'y fie qui voudra. Mais revenons aux ſimples, & diſons que la plûpart des drogues qui entrent dans une composition, étant de même nature, peuvent se substituer les unes aux autres, & se sont effectivement substituées avec succès ; que celles qui dans certaines préparations ne sont dépouillées que de leur résine ou de leur gomme, y produiront le même effet, en y faisant simplement entrer l'une ou l'autre de ces parties ; que la plûpart des compositions depuis leur origine jusqu'à leur état actuel, ont tellement changé de forme, que ceux qui n'auroient pour toute raison à citer que l'expérience, se trouveroient sans autorité ; qu'on peut faire voir évidemment que la plûpart des simples ne peuvent avoir les vertus qu'on leur a mal-à-propos attribuées, &c. ; par conséquent qu'on ne peut mieux faire pour atteindre dans cette partie de la Médecine à toute la perfection possible, que de comparer les observations des grands Praticiens, de les éclairer par tous les moyens possibles d'analyfes des fimples, afin de diftinguer quelles peuvent être les parties de ces fim- ples capables de produire tel & tel effet, plûtôt que tel autre, & de former enfin un corps de Matiere Médicinale, plus fondé fur le choix des fimples que fur leur nombre. Mais comment y parvenir, s'il eft vrai qu'entre les caufes de la rareté des bons remedes tant fpécifiques qu'au- tres, la premiere foit, comme l'obferve M. *le Clerc*, la mauvaife foi de quelques Médecins qui ont affuré, contre la vé- rité, qu'ils avoient vû de bons effets de certains remedes en certains cas qu'ils marquent ; que la feconde, qui eft la plus ordinaire, foit l'intérêt particulier, ou l'envie qui regne entre les gens de même profeffion, & qui a empêché de tout temps les Médecins de fe communiquer les uns aux autres les remedes qu'ils ont cru les plus excellens ; que la troifiéme foit la pareffe des Médecins qui ne dai- gnent pas en chercher eux-mêmes. Si cela éroit, quels feroient les moyens d'obvier à ces inconvéniens ? .... Sans entrer ici dans un détail bien circonftancié des différens changemens & du progrès des connoiffances dans cette partie de la Médecine, formons-nous-en un tableau dans lequel nous puiffions au moins appercevoir ce qu'il y a de fait & ce qui refte à faire. Pour cet effet, examinons 1°. l'état de la Matiere Médicinale dès les premiers temps de la Médecine jufqu'à *Galien* inclufivement ; 2°. fes progrès depuis *Galien* jufqu'à préfent.

PREMIERE PARTIE.

TAchons de découvrir dans les temps fabuleux & hiftoriques qui précéderent *Hippocrate*, c'eft-à-dire, le temps dans lequel on commence à découvrir quelque Traité exprès fur la Matiere Médicinale, ce qui a pû fervir de fondement à cette partie de la Médecine.

Ce ne fut fans doute que par infpiration, par inftinct, ou, fi l'on veut, par hazard, que les premiers hommes découvrirent dans les trois regnes de la nature les remedes que la Providence avoit préparés pour les maux qui devenoient les fuites de leur conftitution.

Dès ces premiers inftans & dans les fuites, ils obferverent dans tout ce qu'ils réduifirent à leur ufage, les différens effets qui en réfultoient ; & comme ils durent réfléchir fur ces effets, ils diftinguerent fans doute quelles fimples donnerent la diarrhée, qu'elles excitoient le vomiffement, &c. ; vivres, remedes, poifons, tout étoit fans choix fous leurs mains ; & quoique les peines fouvent attachées à leur curiofité, euffent dû éteindre pour jamais dans la race humaine cette efpece d'inquiétude de l'efprit, elle leur étoit alors trop effentielle pour que leur Créateur les en privât.

D'abord victimes de leurs maladies, ils les ont vû se guérir sans le secours de l'Art, par des évacuations spontanées, par des diarrhées violentes, des vomissemens, &c.; & par une analogie toute naturelle, ne durent-ils pas être conduits à employer contre celles qu'ils avoient observées devoir se terminer par la diarrhée, des simples qui avoient produit sur eux cet effet lorsqu'ils étoient en santé. L'évenement répondit-il toujours à l'attente? C'est ce qu'on ne peut présumer, toute la prudence possible étant fort souvent suivie du plus mauvais succès.

Ce fut donc au temps à leur apprendre que les évacuations, par exemple, quoique propres dans une maladie, ne devenoient salutaires que lorsqu'elles se faisoient dans des périodes déterminées. Instruits par la nature qu'ils durent suivre de plus près que nous ne faisons aujourd'hui, dans la crainte de se détruire, ils se conformerent à sa marche. Leur expérience propre, les recueils qu'ils firent des obfervations des maladies guéries dans les Temples ou fur les grands chemins où les malades avoient été expofés pour y trouver du fecours, l'exemple des animaux peut-être, fervirent ils de bafe à leur Màtiere Médicinale. C'eſt ainfi qu'en remontant aux temps fabuleux, nous y verrons *Promethée* regardé comme inventeur des médicamens adouciſſans, le fucceſſeur de *Fohi* parmi les Chinois paſſer pour avoir fait différentes expériences pour découvrir les bonnes ou mauvaifes qualités des plantes; *Hoamti* qui le fuivit, & précéda *Hippocrate* de plus de deux mille ans, aller plus loin dans cette partie de la Médecine. C'eſt ainfi que nous verrons *Melampe* qui vivoit 1530. ans avant J. C. guérir de la folie les filles de *Prœtus*, Roi d'Argos, ou en les purgeant avec l'ellébore dont il avoit découvert la vertu cathartique par l'effet que ce fim-ple produifoit fur les chévres qui en mangeoient, ou avec le lait même de ces chévres. C'est-là l'exemple le plus ancien qu'on ait de la purgation, quoiqu'on prétende qu'elle ait été inventée par le troisiéme *Esculape*, fils d'*Arsippus* & d'*Arsinoé*. *Bacchus* ne fut-il pas regardé comme auteur de la Médecine par les peuples sur lesquels il regnoit, soit pour avoir découvert les vertus du lierre, soit pour avoir enseigné l'usage du vin. *Isis* qui passe pour avoir été Reine d'Egypte, & que les Egyptiens mirent au rang des Dieux, n'enseignoit-elle pas des remedes aux malades, en songe, dans le temps qu'ils dormoient. Pour peu que nous réfléchissions, nous paroîtra-t'il étonnant que des Payens aient pû croire que les Dieux se servoient de cette voie pour aider les hommes ? On fera encore bien moins surpris de voir dans ces temps croire le premier fourbe qui vouloit en imposer, avoir confiance aux charmes & aux enchantemens, les maladies céder à des paroles prononcées

à l'oreille des malades, des maladies
domptées par des amulates qu'on pendoit
au col, après y avoir inscrit mystérieuse-
ment certains mots vuides de sens & sans
mystere; enfin le peuple donner dans tous
les remedes superstitieux de cette espéce;
l'ignorance, les préjugés, l'inutilité des
autres moyens naturels, y faisant même encore recourir quelquefois de nos
jours.

Du reste, si nous consultons l'Histoire,
elle nous apprendra que les Egyptiens
n'employerent que des remedes dont on
pouvoit user aussi surement que des alimens journaliers; les particuliers même
possédoient dans leurs familles des vomitifs, des purgatifs & quelqu'autres moyens
d'évacuer qui n'étoient pas connus. Ils
eurent leur *Mercure* qui, outre les différens moyens qu'il avoit de guérir, découvrit les usages d'une plante qui de son
nom fut nommée Mercuriale, & qui em-
ploya le corail contre le venin des serpens

en le délayant dans du vin pur. Les *Cory-bantes* ses parens eurent aussi des enfans qui trouverent des remedes salutaires contre les morsures des animaux, & qui se servirent d'enchantemens.

Les Tyriens offroient tous les ans à *Cadmus* les prémices des plantes, comme au premier qui en eût enseigné les usages.

Les anciens Grecs eurent leur *Mélampe* dont nous avons parlé ci-devant, & qui puisa ses connoissances chez les Egyptiens. Ils eurent leur *Chiron* qui découvrit plusieurs remedes utiles dans les maladies internes, comme la centaurée, à laquelle il donna son nom. Le *Centaure Chiron* fit plusieurs éleves : il forma dans son Art *Hercule*, *Aristée*, *Thésée*, &c. ; cependant le nom que plusieurs plantes paroissent avoir emprunté d'*Hercule*, semble plûtôt en indiquer l'efficacité que l'intelligence de ce Héros dans la Médecine. *Aristée* découvrit le laser, *Thésée* la propriété qu'a-

voit

voit une plante de lâcher le ventre, & à laquelle on donna fon nom ; *Achille* celle du verd de gris & d'une plante avec laquelle il guérit *Telephe* ; *Teucer* la vertu du teucrium contre les obftructions de la ratte ; *Hélene* connoiſſoit le nepenthès. On ne peut pleurer, dit *Homere*, le jour qu'on a goûté de ce remede. *Epimenide* apprit aux Grecs l'uſage de l'oignon marin ; *Démocrite* découvrit, à ce qu'on prétend, le moyen de rendre l'or potable, ou le *ſcyticus latex* ; enfin *Muſée* paſſe pour avoir écrit ſut les vertus des plantes.

Autant les connoiſſances ſont capables d'élever l'homme au-deſſus de lui-même lorſqu'elles ne tendent qu'au bien, autant le dégradent-elles lorſqu'il en abuſe. Seroit-ce cet *Orphée*, qui par les ſons enchanteurs de ſa lyre, anima les arbres, les rochers, les fleuves ; feroit-ce cet *Orphée* qui auroit le premier écrit ſur la compoſition des poiſons? Si les charmes ne font pas toujours fuffifans pour arriver aux fins qu'on fe propofe, le beau fexe toujours fûr de trouver affez de force dans fa foibleffe même, eût-il dû jamais recourir à l'art dangereux des *Hécate* & des *Circée?* Plus inftruit que *Medée*, il en a heureufement donné peu d'exemples; & s'il a le pouvoir de rajeunir les vieillards, ce n'eft certainement pas en leur indiquant, comme elle, le moyen de noircir leurs cheveux.

Les Rois de Judée, voifins des Egyptiens, s'attacherent auffi à la connoiffance des fimples. On difoit de *Salomon* qu'il connoiffoit depuis le cédre du Liban jufqu'à l'hyffope qui croît fur les murailles, & qu'il avoit écrit fur les reptiles, les poiffons, les oifeaux, & tous les autres animaux. Il affure lui-même qu'il étoit inftruit des différences des plantes & des propriétés des racines.

Les *Effeniens* qui étoient attachés à une ancienne Secte du Judaïfme, étudioient

avec foin, au rapport de *Jofeph*, les écrits
des anciens, acquéroient une très-grande
connoiſſance des remedes propres à guérir
les malades, de la vertu des plantes, des
pierres & des métaux.

Les *Druides*, qui chez les Gaulois,
ſans être revêtus de l'autorité ſuprême,
exerçoient à la fois les trois fonctions capables de gagner les cœurs des peuples,
le Sacerdoce, la Juſtice & la Médecine,
faiſoient grand cas du guy de chêne. La
glu qu'ils en tiroient tenoit le premier
rang. Ils la ventoient comme un ſpécifique contre toutes ſortes de poiſons, &
propre à rendre féconds les animaux ſté-
riles. Ils avoient bien encore d'autres pratiques ſuperſtitieuſes dans l'uſage qu'ils
faiſoient de diverſes ſimples. Ils préten-
doient que le *Salago*, herbe ſemblable
au tamarin, étoit propre à préferver ou
à guérir toutes ſortes de maux, & que
la fumée en étoit ſouveraine contre les
maladies des yeux. Ils avoient encore

d'autres idées affez ridicules fur la pulfa-
tille & fur la verveine.

Les *Gymnofophiftes* qui fe vantoient de
procurer par leurs remedes la naiffance
à des enfans, d'en déterminer le fexe, &
de les donner à leurs parens mâles ou
femelles, felon qu'ils le fouhaitoient,
font d'une origine fort ancienne.

Les *Bramines* qui commencerent à cul-
tiver la Médecine en même temps que
les Prêtres Egyptiens, ont raffemblé un
grand nombre d'obfervations exactes fur
le choix des médicamens, les lieux qui
les produifent, le temps de s'en pour-
voir, la maniere de les préparer & de les
conferver après la préparation.

Voilà une idée générale des connoiffances que diverfes Nations avoient des
fimples; & pour arriver à des temps plus
éclairés, reprenons ces connoiffances chez
les Grecs. Leur *Efculape* guériffoit une
grande partie des maladies par des enchantemens, des potions adouciffantes &

des remedes qu'il appliquoit extérieurement. Les *Asclepiades* ses descendans en
embrasserent la doctrine, & les Cnidiens,
branche détachée des Asclepiades, met-
toient très-peu de médicamens en usage ;
l'elaterium, le lait & le petit-lait faisant
presque toute leur Médecine.

C'est proprement par *Hippocrate*, un
des descendans des Asclepiades, que nous
allons juger du progrès qu'avoit fait jusqu'alors la Matiere Médicinale. La diéte
étoit le premier & souvent le seul remede
qu'il employoit contre les maladies. Il y
faisoit entrer les bains & l'exercice. Lorsque ces moyens n'étoient pas suffisans,
il avoit recours à la purgation ; & à l'é-
gard du choix des purgatifs, il disoit
qu'il falloit donner aux bilieux des médicamens qui purgent la bile, aux pituiteux
ceux qui purgent la pituite, &c. Il se
proposoit aussi quelquefois de purger la
tête seule, quand la saignée & la purgation qui étoient deux de ses principaux

remedes, ne lui réuſſiſſoient pas, il avoit
recours aux diurétiques & aux ſudorifiques. Selon lui, les médicamens qui ne
purgent ni la bile, ni le phlegme, agiſſent ou en rafraîchiſſant, ou en échauf-
fant, ou en ſéchant, ou en humectant,
ou en reſſerrant, ou en épaiſſiſſant, ou
en réſolvant, ou en diſſipant. Il joint à
ces remedes ceux qui procurent le ſom-
meil. Outre ceux-là, il en employoit encore d'une autre ſorte, ſans autre raiſon
que l'on ſçache, ſi ce n'eſt parce qu'ils
avoient accoutumés d'être utiles dans les
cas particuliers dans leſquels il les appliquoit. Du reſte, par l'énumération qu'on
a donnée des ſimples dont il eſt fait mention dans ſes Ouvrages, on voit qu'il en
mettoit près de quatre cens en uſage, ou
au moins les a-t-il indiqués.

La Matiere Médicinale depuis *Hippo-*
crate juſqu'à *Galien* fut fort cultivée, &
la Médecine s'enrichit d'un grand nombre de médicamens tant ſimples que com-

poſés : cependant , ſi l'on en excepte les Ouvrages de *Théophraſte* & *Dioſcoride*, il en eſt très-peu d'autres qui paroiſſent avoir concouru à la perfection de cette matiere. *Cryſippe* qui comptoit plus ſur ſon babil que ſur tous les autres remedes, écrivit ſur les herbages, & en particulier ſur les choux. *Eraſiſtrate* n'étoit pas moins ennemi des raiſonnemens ſuperflus que des médicamens trop compoſés. *Héro-phyle* étoit ſi attaché à la ſcience des plantes, qu'il diſoit ordinairement qu'il n'y a pas juſqu'à celles qu'on foule tous les jours aux pieds qui n'aient de très-grandes propriétés ; auſſi a-t-il fait un très-grand uſage des médicamens tant ſimples que compoſés. *Cleophantus* avoit écrit ſur l'uſage du vin dans les mala-dies : *Jollas* avoit fait un Ouvrage ſur les médicamens : *Nicander* avoit laiſſé un Recueil des remedes ; il nous en reſte même un morceau où il traite des poiſons & des contrepoiſons. La plus grande par-

B iiij

tie des Ouvrages de *Theophraste* qui soit parvenue jusqu'à nous, concerne les plantes ; mais il en parle plus en Physicien qu'en Médecin : cependant le nombre que renferme son Traité va de cinq à six cens : il précéda *Dioscoride* de près de quatre cens ans.

C'est à peu près dans ce temps que la Médecine fut divisée en trois branches, & qu'on donna le nom de Pharmaciens à ceux qui s'attachèrent à la Médecine médicamenteuse. Ce fut alors que les Médecins travaillèrent à composer des Recueils de médicamens, dont on n'avoit encore que des descriptions sans suite ; & les Herophiliens qui en cette occasion se firent plus d'honneur, furent *Zenon, Andreas, Apollonius Mus, Mantius.* L'empirique *Philinus* écrivit sur les plantes, & *Serapion* sur les médicamens qu'on peut faire aisément. *Asclepiade*, fameux novateur entre les Médecins dogmatiques, ne se servoit guéres de médicamens que dans les maladies longues. Un autre de ce même nom écrivit avec affez de fuccès dix Livres fur la compofition des médicamens. *Niceratus* eft regardé comme auteur de quelques remedes. *Craterus* eft plus recommandable par l'amitié qu'avoit pour lui *Cicéron*, que par fes découvertes dans cette partie. *Themifon*, Chef de la Secte des Méthodiftes, renverfa à la vérité la maniere d'adminiftrer les remedes, mais apparemment fans beaucoup de fuccès. *Theffalus* eût fans doute fait beaucoup de progrès avec les idées qu'il avoit fur les remedes métafynoritiques, s'il eût eu une connoiffance plus parfaite de l'œconomie animale. *Celfe* fi vanté pour fon ftyle, traite de la Pharmacie dans le cinquiéme & le fixiéme Livre de fon ouvrage. *Mufa*, Médecin d'*Augufte*, fe rendit fameux par l'ufage de l'eau froide qu'il fit faire à ce Prince dans l'une de fes maladies. *Philon* de Tarfe fit beaucoup parler de lui à caufe d'une efpéce d'anti-

dote qu'on nomme Philonium, & qui
fut en très-grande réputation. L'antidote
attribué à *Mithridate*, dont la plus courte defcription contient trente-fix ingrédiens, eft un des remedes les plus compofés qu'on eût vû jufqu'alors. *Menecrate*
qui vivoit fous TIBERE écrivit fort bien
fur la compofition des médicamens, &
augmenta cette partie de nouveaux remedes tels que le difachylon, &c. *Heras*
le Cappadocien fuivit fon exemple, de
même que *Scribonius Largus* qui vivoit
fous l'Empereur CLAUDE : cet Empereur
lui-même faifoit tant de cas de ce qui
pouvoit conferver la fanté, qu'il fit pu-
blier un Edit pour faire favoir à tout le
monde que le fuc d'ellébore appellé *if,*
étoit le meilleur remede qu'on eût contre
la morfure des viperes.

Andromache, Médecin de NÉRON, le
plus ancien de ceux que l'on connoiffe à
qui l'on ait donné le titre d'Archiatre,
traita très-bien des médicamens. La thé-

riaque eft la plus fameufe des compofitions qu'il ait décrit. Une fois que les
Médecins de ce temps fe furent abandonnés au mélange des drogues, ce ne fut
plus qu'antidotes contre différentes maladies, & l'Hiera eft un de ceux qui eurent
le plus de vogue.

Sans nous arrêter ici fur l'inutilité des
remedes vains, fuperftitieux, déteftables
& même dangereux dont a parlé *Xenocrate*, voyons enfin ce que *Diofcoride*,
à peu près contemporain de *Pline*, a fait
de progrès dans la Matiere Médicinale.
Il ne décrit environ qu'une centaine de
plantes de plus que *Theophrafte*, même
en a-t'il omis plufieurs dont cet Auteur a
parlé, n'ayant cru devoir s'arrêter qu'à
celles dont on tiroit de fon temps quelques remedes. Il a fouvent mis près les
unes des autres les plantes qui ont quelque rapport entr'elles. *Galien* le loue
très-fort de ce qu'il n'a pas rempli fon
Ouvrage de fables. Il s'eft propofé de

décrire toutes les espéces dépendantes des plantes, des minéraux & des animaux, de marquer leurs noms, leur nature, &c. » & enfin les qualités qu'on leur attribue par rapport à chaque maladie. Il a renfermé tout cela en cinq Livres que nous avons encore aujourd'hui, & sur lesquels nombre de Commentateurs se sont exercés. On voit par ce qu'il dit des minéraux que les anciens n'en faisoient pas beaucoup d'usage, si l'on en excepte la fleur & l'écaille d'airain, peu d'autres matieres métalliques, quelques sels, quelques terres & des eaux minérales. C'est à peu près là l'état dans lequel la Matiere Médicinale se trouvoit, lorsque *Galien* parut & perfectionna cette partie de la Médecine, ainsi que toutes les autres.

Après avoir donné des regles pour juger des propriétés des médicamens comme de leur densité, de leur divisibilité, de leur propriété d'échauffer, de rafraîchir, d'humecter ou de dessécher, sur

quelles fortes de perfonnes il faut les
éprouver, & avec quelle précaution, cet
Auteur définit toutes les faveurs, favoir,
l'aftringent, le falé, l'amer, l'acide, le
doux, le gras, l'onctueux, & conclut
que toutes les faveurs réfultent de différens mélanges des quatre qualités premieres, le chaud, le froid, le fec & l'humide. Il ne veut point qu'on s'amufe à
rechercher quelles font les effences des
corps, mais fimplement de quelle maniere les corps agiffent fur nous. Voici comment : éprouvez, dit-il, fur une perfonne
de moyenne température, vos remedes.
Quand vous aurez trouvé celui qui n'é-
chauffe qu'au même degré de chaleur naturelle de cet homme, vous aurez un degré moyen duquel vous partirez comme
d'un point fixe pour établir les claffes de
rafraîchiffans & d'échauffans. Faites-en
de même pour les remedes qui humectent
& ceux qui defféchent ; il en réfultera
quatre claffes de médicamens, favoir,

les échauffans, les rafraîchiſſans, les hu-
meƈtans & les deſſéchans. il établit quatre degrés dans chaque claſſe ; l'échauf-
fant au premier degré ne produit en nous
qu'un ſentiment obſcur & preſque imperceptible de chaleur ; celui qui échauffe
d'une maniere claire & diſtinƈte le fait
au ſecond degré ; les médicamens qui
échauffent très-fort, mais qui ne peuvent
produire d'ulcere ni d'eſchare, échauffent au quatriéme degré ; c'eſt ainſi que
le poivre eſt chaud, les émolliens ſont
humides & chauds, les endurciſſans ſont
froids & humides, les ſuppurans ſont
ſubtils & très-chauds, les anodins echauf-
fent au premier degré ; les atténuans
ſont chauds & ſubtils, les incraſſans
froids & groſſiers. Il ajoûte que tout ce
qui eſt chaud, froid, ſec ou humide eſt
tel actuellement ou en puiſſance. Les matieres qui n'agiſſent point par quelqu'une
des qualités déſignées, agiſſent par toute
leur ſubſtance, tels ſont les ſpécifiques,

les poiſons & certains contrepoiſons ; tels
ſont entr'autres les purgatifs. Du reſte,
Galien a beaucoup écrit ſur les médicamens ſimples, & plus encore ſur la compoſition des remedes. Voyez ſes Traités.

C'eſt-là l'état où étoit la Matiere Médicinale, lorſque la Médecine commença
à être cultivée parmi les Arabes, & nous
voyons que de toutes les Sectes qui s'é-
toient formées juſqu'alors, les Empiriques ne ſe ſervirent probablement que
des remedes que le hazard leur avoit pré-
ſenté, ou que s'ils en preſcrivirent d'autres, l'uſage les avoit autoriſés, ne pouvant recourir à ceux qui étoient indiqués
par la cauſe, & qui conſéquemment
étoient une ſuite du raiſonnement : mais
ſi l'on attendoit que le hazard nous mît
en main des ſpécifiques pour toutes les
maladies, on attendroit vraiſemblablement fort long-temps, comme on en peut
juger par le petit nombre qu'il a fourni

jufqu'à préfent. Les Dogmatiques qui pouffent le raifonnement jufqu'à vouloir perfuader que les premiers hommes qui fe mêlerent de la Médecine, ne confeillerent pas aux malades la premiere chofe qui leur vint dans l'imagination, & qui prétendent qu'ils ne rifquerent leurs ordonnances qu'après y avoir réfléchi, ont fait de bien plus grands progrès que les autres dans cette partie de la Médecine. Quand même les premiers effais n'auroient pas été les effets du raifonnement, & qu'ils n'auroient partis pour tenter d'autres expériences, que d'après ces premiers effets bien connus avec toutes leurs circonftances. Les *Méthodiques* qui croyoient qu'on devoit s'attacher à guérir les maladies par les chofes les plus fimples & par celles dont nous faifons ufage dans la fanté, comme font l'air que nous refpirons, la nourriture que nous prenons, &c.; & que d'ailleurs ils ne reconnoiffoient que deux fortes de maladies,

maladies, des maladies de relâchement
& des maladies de refferrement ; ils diri-
gerent là toutes leurs vues, & ne firent
ufage que d'un très-petit nombre de remedes : joignez à cela qu'ils ne fe conten-
terent pas de bannir de la Médecine les
fpécifiques, mais qu'ils fe déclarerent encore contre les purgatifs, les fomniferes.
Voyons préfentement quels ont été les
changemens que la Matiere Médicinale a
fouffert, à commencer des Arabes pour
arriver au temps préfent.

SECONDE PARTIE.

UNE fois que la Chimie fut introduite
en Médecine, les Arabes enrichirent
l'Art de guérir de plufieurs médicamens
chimiques, & *Rhazes* eft le premier qui
en ait décrit quelques-uns, tels que le
mercure éteint & fublimé, l'oleum bene-
dictum, l'huile d'œufs, &c. C'eft auffi

eux qui nous ont appris à nous fervir de la manne, du fené, de la rhubarbe, des tamarins, de la caffe, des mirobolans, du fucre avec lequel ils ont non-feulement fait confire des fruits de toutes fortes, mais même préparé des conferves, des électuaires, des confections, & autres compofitions dont il ne peut être queftion ici, où il ne s'agit que des fimples. Ils nous ont indiqué le mufc, la noix mufcade, le macis, le clou de girofle, &c.; ils ont introduit les pierreries, l'or & l'argent en feuilles, &c. Du refte, on voit que fi la Chimie fervit dans ces premiers temps à enrichir la Médecine de nouveaux remedes, elle n'influa pas beaucoup fur la perfection de la Matiere Médicinale, puifque non-feulement elle ne paroît pas qu'on s'appliquât particulierement à l'analyfe des fimples, mais encore que ces fortes d'analyfes, comme nous le dirons dans la fuite, n'ont rien appris de bien neuf fur ce fujet.

Mais à peine l'Amérique fut-elle dé-
couverte, qu'on vanta beaucoup les fimples de ces Pays ; on les introduifit en Europe, & ce fut alors que *Garcias*, *Fra-*
gofe, *Hermandez*, *Recchi*, donnerent dans
leurs Ouvrages de grands éloges à ces
remedes. Le zéle des Auteurs s'anima de
plus en plus, & le feptiéme fiécle eut fes
Borel, fes *Giefwez*, fes *Macafius*, fes
Marggrave, fes *Churmius*, fes *Valentin*,
fes *Marxens*, fes *Vielhevers*, &c. Ce fut
fur la fin de ce fiécle que *Dale*, *Hermann*,
Welfch, *Hurringer*, *Boëcler*, *Pomet*, *Le-*
mery, & dans ces derniers temps enfin
Tournefort, *Geoffroy*, *Becker*, *Boerhaave*,
Jancke, *Nebel*, *Boëcler*, *Teichmeyer*,
Rieger, *Neumann*, *Cartheufer*, *Nicolai*,
&c., femblent avoir porté la Matiere Médicinale à un degré de perfection où fes
commencemens n'eurent jamais donné
lieu d'efpérer qu'elle eût pû atteindre.
Voilà comme font toutes les connoiffances ; le hafard les ébauche, l'émulation

les fait accumuler, la raifon difpofe enfuite du choix qu'on en doit faire, & ce
choix ne devient que trop effentiel dans
un temps où il n'eft pas de pays connu
qui n'ait fes fimples, & où il femble
qu'on prenne plus plaifir à vanter les vertus des fimples des pays étrangers, que
celles de ceux qu'on a fous les mains dans
fa patrie; & d'ailleurs des remedes dont
on ufe impunément, foit par rapport à
la qualite ou à la quantité, pouvant être
préjudiciables dans un pays & fort bons
dans un autre, ce à quoi on ne peut faire
trop d'attention, vû la communication
dans laquelle font aujourd'hui toutes les
Nations, foit par la littérature, foit par
le commerce. C'eft ainfi que les Mofco-
vites ufent impunément d'un beurre de
pierre, de mercure fublimé, de noix vo-
miques, &c., tandis que les Lapons qui
n'ont pas de Médecins, & qui ne croient
pas en avoir befoin, réduifent leur Médecine à quelques applications extérieures.

Les Turcs ufent de vomitifs & de purgatifs violens, & du refte ont beaucoup de
confiance aux cautéres, à la faignée &
aux bains fudorifiques. Les Médecins In-
diens font plus réfervés que ceux d'Europe
à fe fervir du foufre ; ils emploient avec
fuccès l'aconit corrigé dans l'urine de vache, & l'orpiment corrigé dans le fuc de limon, contre toutes les fiévres : chez eux la
léthargie fe guérit en mettant dans les yeux
du piment broyé avec du vinaigre. Ils font
un grand ufage de l'eau de chaux éteinte
contre les maux de tête, les piquures d'a-
nimaux venimeux, les humeurs froides
des genoux enflés & du ventre, les vents,
les vers, &c. Ils eftiment beaucoup le
terra merita pour calmer la chaleur des
parties extérieures : ils ont auffi une efpéce d'aricot qui a de grandes vertus.
Nous ne finirions point fi nous voulions
entrer dans tous les détails de leur Pratique. On peut juger de l'état de la Matiere Médicinale des Siamois par la con-

fiance qu'ils ont aux talifmans & aux caracteres. Les Médecins Chinois n'emploient dans la cure des maladies, pour
ainfi dire, que des herbes & des racines:
ils font fur-tout un très-grand cas du
gin-feng. Les Embiaffes ou les Médecin
de Socotara & de Madagafcar qui font
en même temps Aftrologues, Prêtres,
Sorciers, Enchanteurs, font grand ufage
de décoctions d'herbes & de racines ; mais
on peut juger de leur favoir par celui
qu'ils font des billets écrits pour charmer
le mal. La connoiffance que les Péruviens
avoient de la Médecine étoit affez bornée
dans le temps que les Efpagnols s'empa-
rerent de ces pays : ils la réduifoient prefque à la faignée & à la purgation, & ils
fe purgeoient avec deux onces d'une certaine racine réduite en poudre : ils con-
noiffoient auffi la vertu merveilleufe de la
gomme d'un certain arbre que les Efpagnols appellent molle, la plante du tabac, l'herbe fainte, &c. Quoique les

Moxes aient chez eux un grand nombre de fimples très-efficaces, tels que le gayac, la canelle, la cafcarille, &c., ils ont cependant recours uniquement à des enchanteurs dans leurs maladies, & ces enchanteurs prétendent les guérir en récitant fur eux quelques paroles fuperftitieufes. Les Chiriguanes ont des Médecins bien plus habiles encore en ce qu'ils prétendent guérir leurs malades en foufflant deffus. Tout ceci fuffit pour faire voir, comme d'un feul coup d'œil, combien les climats, la maniere de vivre, l'habitude, le tempérament, apportent de diverfité dans l'ufage qu'on doit faire des fimples, foit par rapport à la quantité ou à la qualité. Paffons actuellement à l'examen des meilleures Méthodes que les Auteurs aient données pour développer les principes des mixtes.

Les anciens, privés des fecours qu'ont eu les modernes par un grand nombre de découvertes qui fe font faites après eux , durent naturellement chercher à connoître par le moyen des fens, ce que chaque fimple avoit de dominant ; le goût, l'odorat, le toucher, la vue même, paroiffent les avoir déterminé dans ce cas. C'eft-là ce qui fait que *Galien* cenfure un Auteur qui croyoit les rofes inflam-matoires à caufe de leur couleur rouge ; *Diofcoride*, de ce qu'il dit fimplement qu'une plante eft chaude, froide ou hu-mide, fans défigner exactement le degré de chaleur, de froideur ou d'humidi-té que cette plante poffède, &c.; mais avec tout cela *Galien* paroît avoir mieux fenti & expofé les moyens qu'il y avoit de s'affurer par le fecours des fens des vertus des fimples, qu'il ne les a lui-même réduits en pratique.

Mangold pourroit avoir fon utilité, fi tout ce qu'il a fait pour conftater les ver-tus des fimples , foit par fa propre expé-rience, foit par le raifonnement, a toute l'exactitude requife en pareil cas.

On ne peut difconvenir que la méthode d'*Abercromby* n'eût de grands avantages, s'il étoit poffible d'y affujettir tous les fimples, & qu'il eût d'ailleurs conftaté par expérience les effets qu'il déduit par raifonnement. Voici comme il s'exprime dans le petit Ouvrage qu'il a intitulé, l'Art d'éprouver les Facultés Médicinales des Plantes & de tous les autres corps par leur faveur. Je peux, dit-il, indiquer les facultés médicinales de tous les corps qui ont de la faveur, c'eft-à-dire, des acerbes, des aufteres, des acides, des falés, des âcres, des amers, des gras, des doux, & même des infipides, parce que le goût en fait la diftinction : on peut habituer l'organe du goût à diftinguer la faveur particuliere des corps, d'une maniere à ne s'y pas tromper. Il faut pour arriver à ce degré de perfection dans les corps qui ont de la faveur, choifir celui dans lequel la faveur caracteriftique de tous ceux de fon efpéce, fe fait fentir le plus ; l'ofeille

ronde, par exemple, parmi les acides,
les néfles parmi les acerbes, le coin parmi
les aufteres, le mouft tout frais tiré des
raifins écrafés parmi les doux, le fefame
parmi les gras, le concombre fauvage
parmi les amers, &c. Je me fuis, conti-
nue-t-il, tellement exercé alternativement
l'organe du goût, que je fuis parvenu
non-feulement à diftinguer les faveurs des
fimples, mais encore les compofées de
ces fimples.

Voyons la maniére de procéder de l'Auteur, par un exemple fur les acerbes. On
fçait, dit-il, depuis long-tems par expérience quelle eft la vertu médicinale des
fimples acerbes. En effet, tout acerbe
rafraîchit, defféche & eft un puiffant dé-
terfif. Mais pour ne rien fuppofer ici,
qu'on fe rappelle quelles font les qualités
propres & naturelles du froid. Le froid
& tout ce qui a cette qualité ne contracte-
t-il pas, ne condenfe-t-il & ne rapproche-
t-il point tout ce qu'il rencontre ? Or,

c'est-là précisément ce que fait l'acerbe : & en effet l'acerbe est froid ; car une fois qu'il cesse d'être froid, comme dans les fruits mûrs, l'acerbe a disparu : ce qui produit cette saveur est d'un caractere terreux & âpre ; c'est ce qui fait sans doute qu'elle s'imbibe des humeurs, & rend le gosier sec. Rien ne pénetre l'organe du goût avec autant de vitesse que l'acide ou l'âcre ; car tout ce qui est terreux, grossier & épais, déploie plûtôt ses forces sur la superficie de l'organe, qu'il ne l'approfondit : il empêche en même tems que le fruit ne fasse bien son impression. Tout ceci fait assez connoître que les acerbes sont de puissans repercussifs, & même les plus grands que nous connoissions. Néanmoins en fermant les pores insensibles, ils ne pénetrent point, & cela fait qu'ils ne peuvent s'insinuer intérieurement, & déployer leur force dans les parties éloignées du corps. Je conseille donc aux Médecins qui veulen foulager leurs malades par les acerbes, de les aiguifer avec des âcres ou quelqu'autres fimples plus pénétrans que les acerbes. Ces fimples leur ferviront alors de véhicule, les introduiront dans le corps, leur caractere vifqueux & tenace faifant qu'ils ne peuvent par eux-mêmes être apéritifs, corrofifs, &c., & s'oppofant au contraire très fort à ces effets.

On pourroit demander fi les acerbes font amis de l'eftomac ou non. En effet, par tout ce que nous avons dit jufqu'à préfent, on les croiroit en conféquence de leur vertu ftiptique & aftringente, capables de fortifier l'eftomac. Il eft cependant bon d'obferver que les acerbes d'une moyenne ftipticité, d'une ftipticité tempérée, font les feuls qui puiffent être de quelque fecours dans ce cas, telles font les poires parfaitement mûres, les rofes & cent autres de cette efpéce. Ainfi je penfe qu'on ne peut employer intérieurement les acerbes proprement dits, qu'a-

près une bonne cuisson: c'est effective-
men. là un moyen de rendre leur substance plus propre à pénétrer le corps.

Examinons préfentement les moyens
que nous avons pour diftinguer l'accrbe.
Ils fe réduifent à trois, le deffèchement,
la contraction, l'exafpération; c'est ce
que font fentir les poires fauvages, les
cormes, &c. Ne peut-on pas, fuivant ces
principes, établir les vertus médicinales
des fimples? C'est ce que femble approuver M. *Geoffroi*, lorfqu'il dit dans fa Matiere Médicinale; nous jugeons affez fu-
rement par le goût amer d'un remede qu'il
eft bon pour l'eftomac, & qu'il aide la
digeftion, &c..... Dans la fuite, conti-
nue-t-il, les Phyficiens employerent deux
méthodes pour développer les principes
des fimples, l'analyfe & les mêlanges. L'A-
cadémie Royale des Sciences a beaucoup
travaillé pour faire l'analyfe des plantes,
en les faifant diftiller, lorfqu'elles font récentes, & lorfqu'elles ont fermenté; mais

qu'il y a peu de différence entre les fubftances que l'on retire de tant de plantes de
différente nature ! Voyez la feconde Méthode fort bien expofée dans le Traité
des Plantes des environs de Paris de *Tournefort*, & dans *Geoffroi*. Ces Auteurs vous
apprendront comment par le moyen des
teintures de tournefol, de violettes, de
rofes, des fleurs de mauves, la folution
de fublimé corrofif, &c., on vient à
bout de diftinguer le caractere dominant
des fimples par les différentes couleurs ou
le trouble que ces teintures jettent dans
leurs infufions, &c. Du refte, voici les régles
que M. *Geoffroi* propofe comme autant d'a-
xiomes pour découvrir les vertus des remedes. 1°. Il prétend que rien n'eft plus
utile pour connoître les principes par lefquels les mixtes agiffent fur le corps humain que d'obferver l'analogie qu'ils ont
avec les autres chofes que l'on connoît
communément; 2°. Qu'en général tous les
mixtes qui font tirés du regne animal,

contiennent un fuc gelatineux, compofé d'un fel ammoniacal & d'une huile épaif- fe; 3°. Que tous les fels âcres ne font pas tous entierement femblables entr'eux; 4°. Que les mixtes qui viennent des végé- taux contiennent un fel effentiel qui eft compofé d'un fel acide, d'un alkali uri- neux, de terre & d'huile; 5°. Que les mixtes dont on retire par l'analyfe chi- mique beaucoup de terre & de liqueur acide, & qui n'ont aucun goût de ftipti- cité, contiennent un fel qui a beaucoup d'analogie avec le tartre, &c; 6°. Que les fels qui font ftiptiques contiennent un fel alumineux; 7°. Que ceux qui donnent à la teinture de noix de gale une couleur de pourpre ou de noir pourpré, ont un fel qui approche du vitriol; 8°. Que les corps qui fufent ou qui font des éclairs fur les charbons ardens, font remplis de nitre, ou d'un fel falé qui approche du nitre; 9°. Que ceux qui font remplis d'u- ne humeur vifqueufe & mucilagineufe qui renferme les autres principes , agiffent principalement par le moyen de leur mucilage qui approche de la gomme adragant; 10°. Qu'il y a quelques mixtes qui n'operent pas tant par leur fel effentiel que par une huile fubtile qu'ils contiennent en abondance; 11°. Que ceux qui répandent une odeur défagréable & fétide , agiffent par le moyen de leur huile effentielle fétide; 12°. Que les mixtes qui ont l'odeur de l'opium font anodins & calmans ; 13°. Qu'il ne faut pas, autant qu'il eft poffible, faire ufage dans la Pratique des découvertes que l'on a faites foit par les analyfes chymiques, foit par les recherches & les comparaifons ·phyfiques, à moins qu'elles ne foient confirmées par l'expérience; 14°. Qu'on reconnoît facilement par les épreuves quelques propriétés génétales des mixtes , mais qu'il eft très-difficile & très-rare de connoître les vertus des remedes que l'on appelle fpécifiques , par quelqu'analyfe que ce foit, &c.   On

On voit par tout ceci que l'efficacité
des médicamens confiftant dans le fel &
l'huile qu'ils renferment, on a cherché
par le moyen de la Chimie ordinaire à en
dégager ces parties. Le peu de fuccès
qu'on a eu dans ces efpéces d'analyfes, y
a prefque fait renoncer , fans qu'on eût
imaginé un autre moyen, lorfque M. le
Comte *de la Garaye* en découvrit un des
meilleurs qu'on ait jufqu'à préfent pour
ces fortes d'extraits. Effectivement ces extraits fe font par fa méthode, fans feu, tout
uniment par le moyen de l'eau & de la trituration ; manipulation toute fimple, qui fe
fait 1°. par la trituration du mixte, opération qui confifte dans une eau fortement
agitée par les ailes d'un mouffoir, jufqu'à
ce que les parties fubftantielles foient affez
divifées pour refter fufpendues dans le
fluide ; 2°. par l'évaporation du fluide
fur de larges affiettes de fayance qu'on
expofe à l'action du foleil ou à celle d'un
bain de vapeur, jufqu'à ce que les parties

du mixte se rapprochent & forment sur chaque assiette une couche mince qu'on détache avec un gratoir. Par cette trituration il se fait une infusion à froid du végétal, il est broyé par la rapidité du mouvement, & à mesure qu'il se divise, l'eau pénetre jusques dans les parties intégrantes, elle s'empare avec avidité de son sel & de son huile & le donne tel qu'il est dans la nature. D'ailleurs rien ne résiste à la trituration, elle pénetre les corps les plus durs. Par cette méthode on tire non-seulement le sel de toutes les plantes, mais aussi de tous les animaux & de tous les métaux; & ce qu'il y a d'admirable, c'est qu'ils conservent tous la couleur, le goût & la vertu des végétaux; si la plante est stomachique, le sel qu'on en retirera le sera aussi; si elle est purgative ou sudorifique, le sel le sera de même. Outre le sel des plantes & des métaux, M. *de la Garaye* tire un sel de la vipére; les parties huileuses & fétides dont elle est remplie ne permettoient pas de s'en servir ; mais il les a si bien séparées, qu'on peut à présent employer ce remede très-utilement. On peut sans doute, avoue modestement l'Auteur, perfectionner cet Ouvrage ; je le propose comme un essai qui donnera occasion aux Maîtres de l'Art d'enrichir la Chimie par un grand nombre d'autres. De pareils essais mériteroient assurément de servir de modéle, pour peu qu'on s'intéressât à ce qui regarde l'humanité.

On fait assez sentir dans la Pharmacie moderne de quelle conséquence il est de conserver toutes les parties actives d'un remede, pour bien juger de son action ; que la méthode qui nous en indiquera le moyen sera toujours préférable à une infinité d'autres dans lesquelles ces parties ou sont altérées, ou sont déguisées, ou au moins sont séparées, dans des cas où l'on suppose qu'elles ne devroient pas l'être. C'est dans cette vue qu'en parlant

de l'amélioration de l'élixir de propriété,
l'Auteur dit que le Lecteur dans fes expériences, ne laiffera peut-être pas d'en
tirer d'autres avantages infiniment plus
confidérables que ceux qu'il pourroit fe
promettre du remede qui y a donné lieu.
En effet, après avoir divifé les gommes
en fimples, en oléagineufes, diftingué les
réfines végétales & leurs baumes, les réfines & les baumes foffiles, il montre par
différentes expériences la maniere de les
imiter, & il applique enfuite fes principes
à la mirrhe, à l'aloës & au fafran. Après
avoir fait voir par des expériences toutes
fimples en apparence, mais fort ingé-
nieufes, que les gommes fimples ne font
que des liqueurs mucilagineufes épaiffies,
que les compofées font produites par le
mucilage avec quelque matiere fulphureufe, que les réfines végétales ont été
des baumes ou des liqueurs oléagineufes
acides, unies avec une portion du phlegme; que les réfines foffiles réfultent vrai-

femblablement de l'union d'un acide minéral , avec quelque fubftance oléagi-
neufe ; après avoir montré les différens
moyens d'extraire les diverfes parties de
la mirrhe , de l'aloës & du fafran , dont
l'élixir de propriété eft compofé ; il conclut qu'afin que cet élixir poffede toutes
les vertus requifes , il faut s'y prendre
tout autrement qu'on a fait pour la diffolution des drogues qui y entrent , ce qui
au contraire devroit en changer toutes les
vertus , s'il étoit vrai qu'on ne dût point
s'attacher aux principes des fimples pour
en développer les effets. Du refte lifez cet
Auteur , car il mérite d'être lu.

Nous pourrions à jufte titre parler ici
de M. *Neumann* , dont les travaux fur les
analyfes des mixtes font fi eftimés , qu'on
voit ces analyfes rapportées dans des Ouvrages d'Auteurs capables de les faire par
eux-mêmes , qui fe font fait un honneur
de les vérifier ; mais nous ne l'avons pas
fous les mains, & d'ailleurs M *Carthenfer*

qui en a fait ufage n'a pas laiſſé que de le rectifier dans certains points, & ſon Traité peut être regardé comme un des plus parfaits que nous ayons juſqu'à préſent dans ce genre. Nous ne nous arrêterons pas ici à l'expoſition de ſa méthode; il ſuffit de lire quelques articles de ſon Ouvrage pour s'en aſſurer; c'eſt pourquoi ſans entrer dans un plus grand détail, nous terminerons cette Partie par l'examen de la maniere dont *Boerhaave* & M. *Nicolai* s'y ſont pris pour expliquer l'action des remedes, vû qu'ils ont eu égard à d'autres circonſtances, & qu'ils ont, pour ainſi dire, plus philoſophé ſur les effets de remedes, qu'ils n'ont cherché à en développer les principes.

Le médicament, ſuivant *Boerhaave*, eſt un corps qui étant appliqué au nôtre, détruit ſon état de maladie. Or tout médicament agit ou ſur les parties ſolides du corps, ou ſur les fluides, ou ſur les ſolides & les fluides en même tems. On

peut donc ranger tous les médicamens
fous ces trois claffes. Mais comment chacun agit il ? c'eft ce qu'il faut examiner.
Ceux qui agiffent fur les folides le font
ou en en détruifant la tiffure & la liaifon,
ou en bouchant les conduits, ou en dila-
tant ces mêmes conduits, ou en changeant la figure de leurs parois. Les médicamens qui exercent leur action fur les
fluides, operent ou en les évacuant, ou
en les altérant. Nonobftant ces diftinc-
tions, nous devons cependant convenir
que prefque tous agiffent & fur les folides
& fur les fluides tout enfemble, parce
qu'il n'eft guéres poffible d'altérer les
fluides, que les folides ne s'en reffentent,
ni d'altérer les folides, que les fluides n'en
reçoivent de même de l'impreffion. Eclair-
ciffons ceci par différentes réflexions.
N'eft-il pas vrai, par exemple, qu'une
perfonne dans les narines de laquelle on
agiteroit doucement une plume, feroit
tourmentée d'un éternument continuel,

& souffriroit des agitations extraordinaires. Voilà donc ce qu'un mouvement
très-léger & purement méchanique, est
capable de produire sur notre corps. Mais
ce qui paroît prodigieux, c'est que si l'on
introduit dans le nez la centiéme partie
d'un grain d'euphorbe, il survient un
éternument si violent, que les plus hor-
ribles convulsions s'en suivent, avec
d'affreux vomissemens, & quelquefois la
mort même.

Que s'il peut arriver dans nos corps
un si étrange changement, à l'occasion
d'un simple mouvement extérieur, que
ne doit-il par arriver lorsque les nerfs sont
affectés par quelque cause intérieure? Ne
s'ensuit-il pas qu'un agent très-léger peut
exciter de grands troubles dans toute notre machine, puisqu'il ne sçauroit agir
sur les solides, sans attaquer en même
temps les fluides, ou agir sur les fluides,
sans attaquer les solides. On peut néanmoins distinguer les médicamens qui af-

fectent les folides, & par contre-coup les fluides, d'avec ceux qui agiffent d'abord fur les fluides, puis étendent leur action jufqu'aux folides.

Suivant ces principes, on voit que tous les liquides de notre corps peuvent, en conféquence de ce mouvement méchanique, fouffrir des changemens fans qu'il leur arrive rien du dedans.

Du refte, fera-t-on furpris que des caufes fi légeres puiffent produire des changemens fi remarquables, puifque nous fçavons par expérience que les efprits animaux diverfement agités, peuvent par eux-mêmes, fans aucune autre caufe acceffoire, produire des changemens auffi confidérables que le feroient les médicamens ? Eh ! quoi ? ne fçait-on pas que fi une perfonne, fort faine d'ailleurs, mais fujette aux irritations nerveufes, fe met en colere, a de la frayeur, s'abandonne au chagrin, que c'en eft affez pour produire en elle un très-grand changement.

Et en effet qu'arrivera-t-il alors : c'eſt que la matiere de l'inſenſible tranſpiration qui avoit coûtume de s'évacuer par les pores de la peau, prendra ſon cours ailleurs, & cherchera ſon iſſue par les urines, &c. Tout ceci n'eſt pas ſans exemple. N'a-t-on pas vû la frayeur produïre ſur le champ l'effet d'une médecine ? la colere faire vomir de la bile ? la crainte faire ſuer ? la vue ou le récit de quelque choſe de dégoûtant faire ſoulever l'eſtomac ? Souvent un mouvement auquel on n'eſt pas habitué ne ſuffit-il pas pour cauſer toutes ſortes d'évacuations ? ceux qui voyagent ſur mer pour la premiere fois ne ſont pas plutôt balancés par le mouvement du vaiſſeau, qu'ils deviennent pâles & inquiets, chancellent, ſe ſentent attaqués de vertiges, & vomiſſent. Ces changemens prouvent donc aſſez que la partie machinale du corps humain eſt conſtruite de façon qu'encore qu'il ne lui ſurvienne rien de nouveau par l'atteinte d'aucun corps malfaifant, il lui fuffit que le mouvement méchanique des efprits foit perverti, pour être ému de toutes les maniéres dont elle pourroit l'être par l'action des plus forts médicamens.

Après tout ceci, fera-t-on furpris de l'effet que produit fur nous l'application de quelques particules émanées de certains corps que nous avons en averfion ? N'a-t-on pas vû des perfonnes entrer dans une Chambre dans laquelle il y avoit un chat, un rat, du fromage ou quelque fruit qui leur répugnoit, fans même les appercevoir, tomber en défaillance ? Or qui peut produire fur elles un pareil effet, fi ce ne font des parties infenfibles qui émanent de ces corps ? & du refte feroit-on furpris de cette divifibilité, puifqu'on fçait que certains médicamens peuvent fans rien perdre de leur activité, être divifés en des parties fi fubtiles, que l'imagination ne peut fe les repréfenter ? La divifion de l'or, celle de la foie renfermée encore dans les cocons, celle du fafran, &c., font trop connues pour nous y arrêter ici. Le verd d'antimoine, dont un fcrupule, comme on fçait, étant mis en infufion dans quatre pintes de vin, le rend fi puiffamment émétique, qu'en en faifant boire feulement quatre onces à un malade, fon eftomac en fouffre les plus violentes convulfions, & en eft prefque renverfé, produit cet effet, fans toutefois que le verd d'antimoine qui refte au fond du vaiffeau perde rien de fon premier poids, &c. Il eft donc conftant qu'il y a dans chaque médicament un certain efprit, auquel nous donnons préfentement le nom d'efprit recteur, dans lequel confifte toute la force & l'énergie de ce médicament.

En confidérant donc les médicamens fous ce point de vue, nous dirons que ceux qui agiffent principalement fur les folides font les *irritans*, les *refferrans*, les *relâchans*, les *conftipans*, les *farcotiques*,

les *incarnans*, les *cicatrisans*, & autres remedes chirurgicaux spécifiques; les diffol-
vans, tels que les rubefians, les véficatoires,
les efcharotiques, les corrofifs, les caufti-
ques, les pourriffans.

Quant aux médicamens qui agiffent fur
les fluides, foit en altérant toute leur
maffe entiere, foit en changeant feulement la figure de quelque portion du liquide, nous regarderons comme tels les
atténuans, les condenfans, les âcres, les
adouciffans, les changeans, les délayans,
les coagulans, les émouvans, les refferrans.

La troifiéme claffe des médicamens
qui agiffent fur les folides & fur les fluides en même tems, renferme ceux des
deux premieres claffes, lorfqu'ils exercent
des actions combinées, & en outre ceux
qui excitent quelque fécrétion particuliere, tels que les galactophores, les fper-
matopetes; tous ceux qui provoquent les
excrétions, tels que font ceux qui excitent

les larmes, les apophlegmatilans, les ſternutatoires, les ſialagogues, comme les machicatoires, les mercuriaux, les vomitifs, les expectorans, les purgatifs, les eccoprotiques, les lubrefians, les délayans, les relâchans ou lénitifs, les phlegmagogues, les cholagogues, les ocboliques ou abortifs, les apéritifs, les réſolutifs & diſcuſſifs, les émolliens, les aſtringens ou ſtyptiques & indurans, les déterſifs, les catharctériques ou mundificatifs, les échauffans, les rafraîchiſſans, les attractifs, les topiques, les céphaliques, les ophthalmiques, les odontalgiques, les ſtomatiques, les artériaques, les thorachiques ou les pulmoniques, les cardiaques, les ſtomachiques, les ſplanchniques, les inteſtinaux, les carminatifs, les anthelmintiques, les hépatiques, les ſpléniques, les méſentériques, les néphrétiques, les lithontriptiques, les hyſtéiques, les arthritiques, les anodins comme les parégoriques, les hypnotiques, les

narcotiques, les antidotes ou alexiphar-
maques.

L'Auteur pourſuit chaque claſſe conformément aux principes qu'il a d'abord
établis, c'eſt-à-dire en ayant plus d'égard
aux parties ſur leſquelles les médicamens
agiſſent, qu'à celles dont ces medicamens
ſont compoſés, pour en déduire leur effet. Il fait néanmoins aſſez ſentir dans les
conſeils qu'il donne ſur l'étude de la
Pharmacie, combien il eſt eſſentiel de développer les principes des ſimples. La premiere partie de la Pharmacie eſt, dit-il,
celle qui nous apprend à connoître la
nature intime des ſimples par le moyen
d'expériences propres à les dévoiler & à
nous inſtruire quels en peuvent être les
effets. Il fait à cette occaſion l'éloge de
ce qu'a dit *Tournefort* dans ſon Hiſtoire
des Plantes qui naiſſent aux environs de
Paris, de *Grew*, *Dedu*, *Boyle*, *Dodart*,
Dnhamel, &c.

M. *Nicolai*, après avoir parlé de la

Matiere Médicinale en général, tâche de découvrir d'une maniere raisonnée &, pour ainsi dire, mathématique, quelles peuvent être les parties constitutives des médicamens, leur maniere d'agir & leurs vertus. Les médicamens font, selon lui, des instrumens qui dirigent les forces du corps à la santé; ces changemens ne peuvent avoir de raison suffisante que dans les corps animés ou dans le médicament même; mais ces changemens dépendent de l'action du médicament, & par conséquent la vertu du médicament en est la raison suffisante; car la vertu du médicament produit un effet simple ou composé, & nous disons cet effet composé s'il se peut décomposer en plusieurs autres effets, & effet simple, celui qui est unique en lui-même. La force du médicament qui a une raison suffisante de son existence dans une autre force, n'est qu'auxiliaire; celle au contraire qui a cette raison en elle-même est fondamentale; de

sorte

forte que s'il y a une autre force entre la vertu du médicament, on l'appélle médiate, & immédiate s'il ne s'y en trouve pas. Le médicament est compofé de certaines particules qu'on nomme fimilaires, fi elles ne different de leur tout que par leur grandeur & leur figure, &c.

Il eft conftant par tout ceci que les médicamens ne peuvent agir fur le corps qu'en l'altérant ou en lévacuant, & c'eft d'où vient la diftinction qu'on en fait en altérant & en évacuant ; mais ceci eft trop général, & comme chacun de ces médicamens produit auffi différens effets de même genre, on les diftingue avec raifon en vomitifs, purgatifs, diaphorétiques, diurétiques, fialagogues, emménagogues, réfolutifs, fortifians, &c.

Les parties falines, fulphureufes, huileufes, fpiritueufes, refineufes, favoneufes, gommeufes, mucilagineufes, gélatineufes, graffes & terreftres, font les parties conftituantes des médicamens, parties qui elles-mêmes ont les leurs, comme le fait voir l'analyse chimique. Le goût, l'odorat & la vue font des sens qui nous apprennent quelque chose sur la nature de ces parties : c'est par le goût que nous découvrons les différens sels & les parties qui y sont mêlées ; l'odorat nous fait appercevoir les parties odorantes des médicamens : la vue nous fait connoître les effervescences, les précipitations & les changemens de couleur. La Chimie de son côté tâche, par le moyen de ses instrumens, de découvrir, sans rien changer, la nature de ces parties constitutives, & cela par le secours de l'eau & de l'esprit de vin, qui font les deux meilleurs menstrues dont on puisse se servir, soit pour les solutions, soit pour distiller.

Quant à l'action des médicamens, ils ne peuvent agir comme corps sur le nôtre, à moins qu'ils ne le touchent, & quelques petites que puissent être les parties par lesquelles ils l'attaquent, ce n'est cependant que par l'adhérence de ces parties à celles du corps, & par le mouvement qu'excite cette adhérence, qu'ils produifent leurs effets. Du refte ces effets s'expliquent par la grandeur, la figure, l'augmentation ou la diminution de pefanteur fpécifique & abfolue, par l'action & la réaction des particules des médicamens & de celles du corps humain. On peut même démontrer les changemens pruduits fur les folides, fuivant les loix mathématiques d'*Hamberger*. On peut s'affurer des vertus des médicamens ou par les effets qu'ils produifent lorfqu'on en fait ufage, ou les déduire, mais avec bien de la prudence, de leurs parties conftitutives. Il ne faut pas néanmoins s'imaginer que lorfque les médicamens déploient une certaine force, que cette force dépende tout à-fait de leurs parties conftitutives ; car elle peut en effet dépendre ou d'une feule partie fimilaire ou conftitutive, ou de quelqu'autre partie : d'où il fuit que les médicamens peuvent exercer d'autres vertus que celles qu'ils ont effectivement par eux-mêmes.

Boerhaave, *Hoffman*, *Neumann*, *Geoffroi*, *Bolduc*, *Cartheuser*, sont les modeles qu'il a copié & qu'il s'est même proposé pour exemple dans les expériences qu'il a ajoûtées sur les analyses des médicamens. *Ettmuller*, *Hoffmann*, *Sultze* & les propres observations l'ont éclairé sur leurs vertus, qu'il tâche d'un autre côté de développer d'abord par le moyen de leur caractere & de leur mixtion. Puis pour commencer par les évacuans, il dit que la purgation trouble nécessairement la circulation du sang qui se fait dans les vaisseaux des inteftins, d'où il arrive nécessairement que les vaisseaux exhalans déposent plus d'humeur dans ce canal que n'y en repompent les vaisseaux absorbans : voici comment. Les purgatifs obstruent, resserrent bien à la vérité les orifices tant des vaisseaux exhalans que des absorbans, à caufe des parties âcres & vifqueufes qu'ils renferment, les âcres refferrant les fibres des inteftins, & les vifqueufes s'appliquant aux orifices des vaiffeaux. Il regarde la rhubarbe comme un des plus légers purgatifs; de-là il paffe à l'examen du jalap & de la manne, enfuite aux différentes efpéces d'aloës : viennent l'agaric, la coloquinte, la fcammonée, la gomme gutte, le fenné, l'elaterium, le fel d'Epfom, la magnéfie blanche, le turbith, le mechoacan, la bryonne, le melatifta, l'ellébore noir, &c.

De tout ceci on peut conclure que la voie que prennent différens Auteurs dont les travaux répondent à la grande réputation, & nous affurent de leur impartialité, que la voie, dis-je, qu'ils prennent pour expliquer les vertus des médicamens par les raifons qu'on peut déduire de leurs parties conftituantes & par les expériences fouvent réitérées, eft la plus fûre pour porter la Matiere Médicinale

au degré de perfection où il feroit à défirer qu'elle fût. Et en effet, dans quel
trouble ne fe trouvera pas cette partie,
tant que chacun ajoûtera, fouftraira à
fon gré, fans nul principe, des ingrédiens
dont une recette eft compofée, en aug-
mentant ou en diminuant à fa volonté les
dofes? C'eft-là précifément l'état dans lequel fe trouvent les recettes qui font re-
çues aujourd'hui en Médecine. La plûpart ont été fi changées par les différentes
mains par lefquelles elles ont paffé depuis
celui qui les a le premier introduites dans
l'art de guérir, qu'on auroit de la peine
à les reconnoître. On a eu des raifons,
fans doute, pour le faire, & quelques-
unes peuvent avoir gagné du côté des
vertus en perdant de leur compofition,
ce que d'autres ont perdu de vertus par
le plus grand nombre d'ingrédiens dont
on les a chargées. Pour tout dire en un
mot, n'eft-il pas conftant que tant qu'il
n'y aura pas de point fixe, de mefure

jufte, de proportion déterminée dans les changemens que l'on fait dans les remedes, & qu'on ne laiffera tout au plus entrevoir que quelqu'efpéce de raifon qui femble les autorifer, que les principes en feront fi vagues & fi généraux, qu'on n'en aura pas plus de certitude pour les cas particuliers dans lefquels on aura à en faire ufage. Il faut convenir que le caractere & la compofition des parties des fimples eft quelquefois fi impénétrable, la nature des maladies fi ténébreufe & fi obfcure, qu'il paroît très difficile, pour ne pas dire impoffible, d'atteindre le degré de perfection qu'on doit défirer. Mais avec tout cela, n'eft-il pas moins conftant que le feul moyen de s'acheminer à ce degré de perfection, feroit de comparer ce que les anciens & les modernes qui ont, à jufte titre, paffé pour de grands Praticiens, nous ont laiffé fur les effets des remedes & fur-tout des fimples ; les réfultats des changemens qu'on a fait à

ces remedes ; toutes les voies d'expérience connues & imaginables pour tâcher
d'en développer la nature intime ; le produit du mélange de différentes drogues les
unes avec les autres ; les régles fures pour
faire entrer toujours dans ces mélanges la
même quantité de particules actives de
chaque ingrédient ; les dofes juftes ou au
moins les moyens d'approcher de fi près
des dofes aufquelles il convient d'en ufer
pour produire l'effet qu'on en peut attendre ? C'eft-là le but des Ouvrages de ces
hommes nés pour le bien publique , des
Lagaraye , des *Neumann* , des *Cartheufer*,
des *Nicolai* , &c. ; Ouvrages qui ne femblent laiffer appercevoir de défauts que
par leur nouveauté & le vafte deffein dont
ils feront toujours de fûres bafes pour
ceux qui fçauront apprécier les vraies
connoiffances.

F I N.

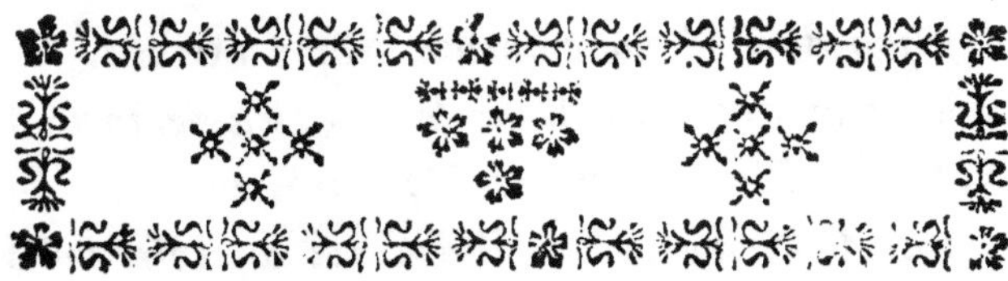

AUTEURS
QU'ON PEUT CONSULTER
SUR LES EFFETS DES SIMPLES

ABERCROMBY, *nova Medicinæ, tum speculativæ tum practicæ clavis, sive Ars explorandi Medicas Plantarum, ac corporum quorumcumque, facultates ex solo sapore.*

Abhengnefit *seu* Albhengnefit, *de virtutibus medicinarum & ciborum.*

Ætius (Amidenus), *vid. ipsius Opera Medica.*

Agricola (Johan. Ammonius), *Medicinæ Herbariæ Libri duo, quorum primus habet herbas hujus sæculi Medicis communes cum veteribus, Dioscoride videlicet, Galeno, Oribasio, Paulo, Ætio, Plinio & horum similibus; secundus ferè à recentibus Medicis inventas continet herbas, &c. Basileæ 1539. in-8º.*

Bartholus (Georg. Theol.), *Opera Medica tripartita, in quorum parte primâ adest Colle-*

gium de medicamentorum proprietatibus.

Boerhaave, tractatus de viribus medicamentorum.

Boulduc. *Voyez dans les Mémoires de l'Acadé-mie des Sciences, les différe tes analyses qu'il a données de l'ipecacuanha, de la coloq inte, du jalap, &c.*

Boyle (Robert), *de specificorum remediorum cum corpusculari Philosophia concordia; cui accessit Dissertatio de variá simplicium medi-camentorum utilitate, usuque, &c.*

Brasavolus, *examen omnium simplicium, quo-rum usus in publicis est officinis, &c.*

Bravo, *de simplicium medicamentorum delectu, &c.*

Bruun, *systema materiæ medicæ.*

Brunsfelius, *Herbarii Tomus 2. & 3. varia continet huic pertinentia.*

Buchner (And. Elias), *Dissert. de prudenti medicamentorum mutatione, Halæt, 1753. de obsoletis quibusdam remediis frequentiori usu restituendis, id. de oleis essentialibus athe-reis, eorumque operandi modo & usu, ibid. de incongruo diaphoreticorum usu frequenti affectuum exanthematicorum causa, ibid. de modo agendi metallorum, ibid.*

Cœsalpinus (Andreas), *de medicamentorum facultatibus.*

Campegius, *cribratio medicamentorum ferè omnium, in sex digesta Libros.*

Capuanhus (Leonhard), *de medicamentorum
incertitudine discursus.*

Castro (Andreas-Antonius de), *de simplicium
medicamentorum facultatibus.*

Cockburne (G.) *de purgantium & emeticorum
dosibus determinandis pro ætate & tempera-
mento, Transact. Philos. n. 307.*

Dale (Samuel), *pharmacologia seu manuduc-
tio ad materiam medicam, &c.*

Dantzius (Johan.), *tabulæ medicamentorum
simplicium quæ apud Dioscoridem , Galenum
& Plinium sunt , &c,*

Dioscorides (Pedacius), *de materiâ medica Libri quinque.*

Dodart , *dans son Histoire des Plantes & dans
les Mémoires de l'Acad. R. des Sc.*

Fallope , *in operum Tom. 1. de medicamentis
simplicibus.*

Floyer (Johan.), *lapis lydius medicamentorum , virtutes vegetabilium , mineralium &
animalium in duobus voluminibus detegens ,
en Anglois.*

Furstenau (Herman.), *Dissert. de medicamentorum viribus rite æstimandis, Rinteln 4.*

Galien, *de medicamentis simplicibus. Voyez
ses Ouvrages.*

Garaye (M. le Comte de la), *Chimie Hydraulique*, **Paris** 1745. *in-12.*

Gentilis (Gentilis), *de proportionibus medicinarum, & de modo invefigandi complexiones eorum, &c.*

Geoffroy, *matiere médicale & les Mémoires de l'Acad. R. des Sc.*

Gefnerus (Conrad.) *hifloria plantarum & vires ex Diofc ride, Paulo Ægineta, Theophrafto, Plinio, & recentioribus Gracis, juxta elementorum ordinem, &c. enchi idia rei medicæ triplicis, & c.*

Grew (Nehem.) Robert. Boyle & Nicol. Dedu, *opufculum prodiit,* **Parifiis** 1682. *in-12.*

Hermannus (Paulu), *lapis materiæ medicæ lydius, feu accuratum medicamentorum fimplicium examen, &c. cynofura materiæ medicæ, & ç.*

Hebenftreit (Joh. Erneft), *prog. de cognofcendis medicamentorum facultatibus,* **Lipf.** 1750.

Hill (Johan.), *à hiftory of the materia medica, &c.* London, 1750. 4.

Hippocrate, *Voyez fes Ouvrages.*

Hoffmannus (Johan. Maur.), *differ. de differentiis alimentorum & medicamentorum,* Altorfii.

Juch (Herman. Paul), *Differt. de feleEtis re-*
mediis ac medicamentis externis contra in-
flamma iones, eorumque prudenti adminiftra-
tione , Lipf. 1750.

Kiefeling (Joh. Gonfr.), *relatio praEtica de*
arte probatoria mineralium & metallorum ,
Lipfiæ, *in-8°. en Allemand.*

Kniphof (Jo. Hyer.), *diff. de medicamentis*
diureticis fpecificis , Erford.

Lindenfroft, *diff. r. de fuccis herbarum recen-*
tium recenter expreffis , *eorumque ufu ad*
morbos , Dvilburg. 4.

Lemry (Nicol.), *Dictionnaire des drogues.*

Ludovicus (Daniel.), *diff. 3. de pharmaciā*
moderno fæculo applicanda.

Ludwigius (J.), *de radicum officinalium bo-*
nitate , Lipf.

Ludwig (Chriftian Gottlieb), *diff. de terris*
medicis , Lipf.

Macafius (Joh. Gergius), *promptuarium ma-*
teriæ medicæ , *&c.*

Mangoldus (Jo. Cafpar), *materiæ medicæ idea*
nova tripartita , Bafileæ , 1715.

Margravius (Chrift.), *materia medica contra-*
Eta , Lug. Bat. 1674. 4.

Mefue , *voyez fes Ouvrages.*

Neumann (Cafp.), *lectiones chimicas de fali-*

bus alcalino fixis , camphora, succino, opio , castoreo , & caryophillis aromaticis, Berol: 1727. 4. lectiones de nitro , sulphure, antimonio & ferro , &c.

Nicolai (Ernest. Anto.), systema materiæ medicæ ad praxin applicatæ , Halæ.

Parens (Paul And.) , de dotibus medicamentorum , Leydæ , 1751.

Paullus (Ægineta) , de medicâ materiâ Libri septem , Græcè & Latinè.

Quincy (Joh.), lectures in pharmacy , Lond. 1723. 4.

Reusch (Jo.), diss. de modo agendi medicamentorum diaphoreticorum sudoriferorum , Marburg. 1752. 4.

Rhasis , de viribus ciborum & medicinarum simplicium, Argentorat. 1531. in-fol.

Richardus (Andreas), 25. dissert. super modo præparandorum simplicium medicamentorum, Bonon , 1617.

Romanus (Andrian.) de simplicium medicamentorum facultatibus , Wirceburg. 1601. 4

Roniu (Joh. Maria), de interpretandis simplicium medicamentorum facultatibus , Patavii , 1723. 4.

Sauvages (Franc. de), dissertation sur les médicamens qui affectent certaines parties du corps humain plûtôt que d'autres, & quelle est la cause de cet effet, Bourdeaux, 1752. 4.

Schegkius (Jacob.), tractationum physicarum & medicarum, Tomus unus Libros *VII.* complectens, quorum primus est de occultis & manifestis medicamentorum facultatibus, &c.

Schroëderus (Joh.), pharmacia medico-chimica.

Strotherus (Eduard.), materia medica, or à new description of the virtues and effets of all drugs or simples medecines, Lond. 1727. in 8°.

Segnerus (Joh. And.), de prærogativa medicamentorum simplicium præ compositis, Gott. 4.

Sepeluenda (Ferdinand. de), manipulum medicinarum in quo continentur omnes medicinæ tum simplices tum compositæ, Compluti.

Struue (Car. Guil. Fred.), exercitationes academicæ, quarum prima materiam medicam novam condendam tradit, &c. de medicamentorum effectuum similitudine & æqualitate, Erford, 4.

Tournefort (Joseph Pitton), Traité de la matiere médicale, ou l'Histoire & l'usage des médicamens & leur analyse chimique.

Triller (Daniel Wilhelm), de specificorum sic

dictorum remediorum dubiâ fide & ambiguo effectu, Viteb. 4.

Vater (Abrah.), *differt. de specificorum antiepilepticorum, sigillatim olei animalis virtutibus, progr. de medicamentorum imprimis purgantium diversa operatione pro diversitate climatum, temporum aut subjectorum.*

Wendelin (J. Gottfr.), *de nonnullis medicamentis metallicis eorumque effectu in corpore humano*, Hall. 1743. 8.

Willis (Thom.), *pharmaceuticè rationalis, sive diatriba de medicamentorum operationibus in humano corpore*, Hagæ, 1675. in-12.

Ximenes (Franciscus), *de viribus plantarum & animalium, quæ medicinæ apud Americanos inserviunt, & de eorum medendi methodo*, Mexici, 1615.

Zapfius (Rudolp.), *synopsis observationum medicarum de selectiorum medicamentorum virtutibus*, Lug. Bat. 1751.

Zobel (Jo. ad. Frid.), *differt. de modo agendi atque effectu veficatoriorum in corpore humano*, Argentor. 1751. 4.

Zuingerus (Theodor.) *specimen materiæ medicæ*, Baf. 1712.

MATIERE

MATIERE MÉDICALE.

SECTION PREMIERE.

De la Matiere médicale & des Médicamens en général.

CHAPITRE PREMIER.

De la différence & de la définition de la Matiere médicale, & des differens empêchemens qui s'opposent au progrès d'une connoissance raisonnée des simples.

§. I.

O N divise la *connoissance des drogues simples* qui font l'objet de la Matiere médicale, en *empirique* ou purement *historique*, & en *raisonnée* ou *historio-philosophique*. L'Empirique, fans s'occuper de la connoissance solide de la nature des principes,

& de la maniere d'opérer des drogues, s'attache
fimplement au détail des effets qu'une pratique
toujours tumultueufe & imparfaite a faifi d'une
maniere vague au lit des malades. La raifonnée va
plus loin, & autant appuyée fur le raifonnement
que fur des expériences certaines & exactes, elle
explique les caufes des effets : par conféquent,
outre les noms, la détermination du genre & de
l'efpéce, le lieu natal, l'habitude extérieure, l'o-
deur, la faveur, la couleur & les autres propriétés fenfibles des médicamens ; elle indique aufli
leurs caracteres de bonté, leurs vertus communes
& leur fpécifique, la forme fous laquelle on peut
les faire prendre ou les appliquer, leur dofe &
autres chofes femblables. Elle s'attache furtout à
en déterminer folidement la nature interne & les
principes conftitutifs, particuliérement ceux que
l'on regarde comme actifs, par rapport aux autres.
Elle n'omet pas encore leur façon d'opérer, foit
qu'elle foit évidente, ou au moins au défaut de
l'évidence requife, qu'elle foit probable ; elle
démontre ce qu'elle avance, par des raifonnemens,
& y répand une fi grande lumiere par fes obfervations & fes expériences tant phyfico-chymiques
que médico-pratiques, que le Médecin ; eut donner
des raifons folides des effets qu'il obferve, moyennant tous ces bons principes qui en font le fondement.

§. II.

Dans les tems où la médecine étoit encore au berceau , les Médecins ne connoiſſoient que très-peu de remédes ; ils n'uſoient que de drogues ſimples qu'ils tiroient du régne végétal. Dans la ſuite , le fond de la médecine s'eſt ſi fort augmenté en remédes tant ſimples que compoſés , ou plutôt il en a été ſi fort chargé , que les Médecins rationels , inſtruits que peu de remédes ſuffiſent , & qui d'ailleurs ſont en état d'eſtimer & de méſurer le caractere & les forces des ſimples & des compoſés , en ont entiérement négligé le grand & inutile cahos ; ils ont crû en conſéquence qu'il étoit plus à propos de connoître bien familiérement les mieux choiſis , ceux dont les vertus & l'application ont été plus conſtatées par la raiſon & l'expérience. Le hazard , les ſonges , les oracles , les animaux , l'analogie , une eſpéce de ſceau qu'imprime le lieu, les choſes nuiſibles , les parties affectées , les révélations mêmes , comme le prétendent quelques-uns , ont été dans les premiers tems les ſources des découvertes de pluſieurs remédes : mais le nombre en augmenta bientôt & devint preſqu'innombrable , une fois que la chymie eut commencé à ſe dévoiler , au point que tous ceux qui ont cultivé cet Art y ont ajoûté du leur ; & bien plus à la honte de la chymie, il n'eſt pas le moindre petit Charlatan capable à peine de diſtiller de l'urine ,

qui ne fe glorifie vainement d'avoir trouvé un
reméde univerfel, ou au moins très - certain &
infaillible pour telle ou telle efpéce de maladie, &
qui n'ait l'impudence de le prôner par tout pour
quelque malade & quelque maladie que fe puiffe
être.

§. III.

Il y a long-tems que PLINE s'eft élevé contre
cette confufion. »La médecine, dit-il, ne s'eft
»d'abord enrichie que des fimples productions de
»la terre. Les intentions de la nature étoient qu'on
»fe fervît des remédes comme on les prépare vul-
»gairement, de remédes faciles à trouver & fans
»frais. La fourberie des hommes & le caprice ima-
»ginerent enfin ces Boutiques d'Apotiquaire, où
»l'on fait efpérer de prolonger les jours. Les
»compofitions, les mêlanges inexplicables furent
»dès lors vantés par tout. Ce ne fut pas trop de
»l'Arabie & de l'Inde pour produire les fpécifi-
»ques, & le moindre petit ulcére ne put dans la
fuite fe guérir que par un reméde apporté de la
»mer rouge, tandis que le pauvre, fans quitter
»fon pays & fans frais, fe nourrit de vrais remédes.
Séneque s'explique à peu près de la même façon,
lorfqu'il dit : »La fcience de la médecine confif-
»toit autrefois dans la connoiffance de quelques
»plantes propres à arrêter les hémorragies & à
»faire cicatrifer peu à peu les playes. Elle eft

» devenue infinie par le nombre de chofes dont
» elle a été chargée. Il ne paroîtra pas étonnant
qu'elle fut bien moins occupée dans un tems où
les corps étoient encore robuftes & bien confti-
tués, dans un tems où les alimens étoient fimples,
où l'art ni la volupté n'avoient pas encore imaginés les moyens de les déguifer. Une fois donc
qu'on eut commencé à chercher, non pas à appaifer la faim, mais à l'exciter, on trouva mille
ragoûts pour aiguifer l'appétit ; au point que ce
qui étoit autrefois le principal aliment & fatis-
faifoit à nos befoins, eft aujourd'hui tellement
mafqué qu'il fe perd dans le mélange d'affaifon-
nemens dans lefquels il eft noyé, &c.

§. IV.

Encore fi la trop grande abondance de remédes
ne faifoit qu'augmenter la difficulté du choix, c'en
feroit une à la vérité, mais ce ne feroit rien en comparaifon de l'embaras dans lequel cette abondance
jette le Médecin, dans le doute où il eft, s'il ordon-
nera plutôt tel reméde, que tel autre ; d'où il arrive
très-fouvent qu'il tombe fur le plus mauvais ;
c'eft-là fans doute ce qui s'eft oppofé jufqu'à
préfent au progrès d'une Matiere médicale raifonnée. On a trop négligé la chymie médico-
phyfique, & on a fait une trop mauvaife application à la Matiere médicale des fecours que l'on
retire de cette fcience. En effet, quiconque lira

attentivement tout ce qu'on a écrit fur ce fujet, verra que la plûpart n'ont jufqu'à préfent employé que des moyens viôlens pour les analyfes qu'ils ont faites dans les trôis régnes , & que d'ailleurs les fcrutateurs attentifs de la nature n'ont porté leur jugement fur les principes naturels des mixtes , qu'en faifant fimplement attention à ce que leur en ont indiqué les cendres des fimples brûlés. Mais pour développer ces principes, il faut certainement prendre un chemin plus doux & n'avoir recours qu'à des opérations de chymie qui fans métamorphofer , pour ainfi dire, ou au moins fans trop altérer les principes, puiffent procurer la diffolution d'un mélange naturel , dans la crainte que ces mélanges violens & ces violentes décompofitions ne produifent de nouvelles fubftances qui n'ayent jamais été fous cette forme dans le mixte entier , & ne donnent par ce moyen de fauffes idées, en attribuant aux parties qui compofent le mixte dans fon état naturel des effets qui ne font produits que par les corps qui réfultent de ces décompofitions forcées ; non pas que je veüille condamner abfolument les violentes réfolutions, puifqu'elles peuvent également jetter quelque clarté fur la connoiffance des principes ; mais il convient de n'y avoir recours qu'autant qu'il eft néceffaire , & d'avoir bien de la précaution fur les conclufions qu'on en peut déduire dans la Matiere médicale.

§. V.

'Aux empêchemens les plus confidérables dont nous avons parlé jufqu'à préfent, joignons encore le développement imparfait des caufes de quelques maladies, & le peu d'attention qu'on a eu pour obferver les effets des remedes pris intérieurement ou appliqués extérieurement; d'où il eft arrivé très-fréquemment que ne connoiffant pas affez les vrayes & les differentes caufes des maladies, les remédes font devenus inutiles & fort fouvent auffi très-nuifibles, au grand étonnement des Médecins ignorans; ou au moins a-t'on fort mal à propos attribué les changemens qui ont lieu pendant l'effet de certains remédes à l'ufage même de ces remédes; c'eft auffi là ce qui a peut-être fait déduire d'une même caufe des effets coïncidens, quoique ces effets en euffent une fort differente; & même il eft peut-être arrivé que fans faire attention aux vrayes caufes des effets, on a attribué des effets obfervés à d'antres caufes qu'à celles qui les produifoient réellement alors. Si l'on veut donc déformais marcher à pas plus fûrs dans la Matiere médicale raifonnée & y faire plus de progrès, on doit s'appliquer fincérement à éloigner tous les obftacles, à bannir les efpéces de remédes innombrables qu'on a introduit jufqu'à préfent, & à profcrire ceux qui renferment quelque chofe de virulent ou qui ont trop peu d'activité, à les réduire à un plus petit nombre, à bien examiner les effets de ceux qu'on aura choisis, pour les mettre de jour en jour dans une plus grande évidence, & pour mieux constater leur caractere & leur maniere absolue ou rélative d'opérer.

CHAPITRE II.

Des effets des Médicamens & de leurs causes formelles.

§. I.

Nous appellons *Effet* d'un reméde dans les corps animés tout ce qui se passe dans ces corps après avoir usé de ce reméde, soit intérieurement ou extérieurement. Cet effet n'est donc autre chose qu'un plus ou moins grand changement par rapport à l'état dans lequel ces corps ou leurs parties étoient avant l'application du reméde, changement qui n'arrive dans ces corps ou dans leurs parties, ou généralement dans leur mouvement, ou plus spécialement dans la situation, la cohésion, la connéxion, la grandeur, la tissure & la figure de leurs parties solides ; dans le mélange, le tempéramment, la consistance, la couleur & les autres propriétés de leurs parties fluides, qu'à l'occasion de ces remédes. C'est ainsi, par exemple, qu'un reméde émollient appliqué sur les parties solides, rend plus molles, plus lâthes & plus rares les fibres qui étoient auparavant denfes, roides & dures. Un reméde aftringent produit un effet tout contraire : un reméde réfolutif & volatil, pris intérieurement, redonne de la fluidité aux humeurs qui auparavant étoient vifqueufes & en repos, ou au moins qui ne circuloient que lentement par leurs conduits ordinaires; il les pouffe & les met en mouvement, ou il les réveille de leur lenteur; ou bien ce reméde agace de telle façon les parties folides qui renferment des humeurs en repos, ou qui circulent lentement, que ces parties folides, ces réfervoirs, reprenant leur ton naturel font rentrer ces humeurs dans le torrent de la circulation, ou les chaffent par quelque excrétoire. N'eft-il donc pas évident que ces effets changent plus ou moins les corps dans lefquels ils font produits?

§. II.

C'eft là le changement d'état que produit un reméde ou un poifon au moyen du mouvement & du contact, foit médiat ou immédiat, des parties qu'il met en jeu. On ne peut concevoir qu'aucuns corps agiffent fur d'autres corps, fans les mouvoir ni les toucher; agir & mouvoir font ici la même chofe. Voici donc ce qu'on doit obferver fur le mouvement d'un reméde ou d'un poifon, pendant le tems qu'ils produifent leur effet dans les corps animés.

1°. Quel est le médicament ou le poison qui meut ou qui est mû.

2°. Quelle est la cause du mouvement & la force motrice.

3°. Quel est le mouvement même du reméde ou du poison, quant à la maniere & à la véhémence.

4°. Quel est le mouvement des parties du corps qui soutiennent l'effort du reméde ou du poison, & le changement ou l'effet qui en résulte.

§. III.

Le different dégré de véhémence que nous observons dans le mouvement d'un reméde en action, & l'action proportionnée qui en dépend & l'accompagne proviennent de quatre causes générales, dont on en doit rechercher trois dans le médicament même, & la quatriéme dans le corps vivant sur lequel le reméde agit. La premiere dépend de la quantité inégale de la matiere mise en mouvement. La seconde, de la differente subtilité & de la mobilité des plus petites molécules. La troisiéme, de la differente figure des parties dont l'assemblage constitue la plus grande portion de la substance active. La quatriéme, du plus ou moins de sensibilité, & de l'inégalité des forces mouvantes des corps sur lesquels les remédes agissent ; c'est ainsi, par exemple, que vingt grains de rhubarbe pulvérisée excitent, toutes choses d'ailleurs égales, un plus grand mouvement, & relâchent bien plus efficacement que dix grains ; que cinq grains de fcammonée operent bien plus vivement à caufe de l'âcreté dominante des plus petites molécules, que cinq grains d'aloës ou de réfine de jalap ; que dix gouttes de quelqu'efprit urineux concentré fecouent plus vivement les humeurs (à caufe du mouvement inteftin plus vif & de la plus grande mobilité des molécules) & pouffent plus promptement par les fueurs que vingt gouttes & même un plus grand nombre d'efprit de vin rectifié; enfin que douze grains de jalap font plus d'effet fur un corps fenfible, que vingt fur un autre qui l'eft moins.

§. I V.

C'eft dans les poifons & dans les médicamens qu'on doit uniquement chercher l'autre difference du mouvement, c'eft-à-dire, qu'elle dépend de la differente difpofition de la matiere, de la differente figure fpécifique des plus petites molécules, qui, quoiqu'elle ne tombe pas fous nos fens, n'en eft cependant pas moins réelle. La figure des plus petites molécules qui conftituent une plus grande maffe étant donc changée, foit parce que les parties font délayées, qu'il s'y en eft joint de nouvelles, ou qu'elles font tranfpofées ; non-feulement les vertus médicinales, mais auffi chaque propriété, tant interne qu'externe, eft plus ou moins changée. Des inftrumens de differentes figures, quoique faits du même acier, peuvent agir de bien des façons differentes.

Suppofons, avec le *grand* BOERHAAVE, qu'une once d'acier, foit figurée en coin, en coûteau, en poignard, en lancette, en prifme, en pyramide, en cône, &c. La figure particuliere de chacun de ces inftrumens ne les rendra-t'elle pas propres à certains effets plutôt qu'à d'autres? Ceci a lieu dans les folides & dans les fluides dont chaque particule eft folide & douée d'une certaine figure, & cet effet confifte dans l'agacement fimple ou multiplié que caufent les particules dont l'affemblage compofe la maffe du fluide, ou dans l'inertie de ces particules, lors par exemple qu'elles font fphériques & fans angles. Les particules de chaque corps qui en forment la fuperficie peuvent être également ou inégalement diftantes du centre de ce corps, c'eft-à-dire, que les unes peuvent avoir été fituées plus près, & d'autres plus loin du centre.

§. V.

Quoique ce que nous avons dit jufqu'à préfent de l'habitude & de la puiffance des médicamens, qui agiffent fur les corps d'une telle ou telle façon, avec tel ou tel dégré de véhémence, foit trèscertain; la grandeur, la denfité, la pefanteur, la figure des parties, &c. n'y feroient cependant rien, & on ne pourroit s'attendre à aucune action particuliere de ces remédes fur les corps , s'il n'y avoit un mouvement actuel excité par quelque caufe externe. Cela devra être fimplement entendu des médicamens entierement fixes , qui en eux-mêmes font comme des corps morts , dépourvus d'une puiffance particuliere & de forces propres pour fe mouvoir. Quant aux remédes volatils & aux demi-volatils , il en faut juger un peu autrement , fans cependant aller trop loin. En effet , les premiers font par rapport à toute leur maffe , & les derniers par rapport à une partie ou plus grande ou plus petite , compofés de corpufcules ou de molécules très-fubtiles , volatiles & mifes en mouvement long-tems avant qu'elles en ayent acquis un affez violent. C'eft là pourquoi lorfque ces remédes font une fois dans le corps , il ne faut pas exciter d'abord , par les caufes propres à cet effet , le mouvement néceffaire à l'action ; on ne doit fimplement qu'augmenter celui qui y eft déja , & le changer plus ou moins felon que l'exige la diver-fité du corps ou des autres circonftances tant effentielles qu'accidentelles.

§. VI.

Nous diftinguons en premieres & en fecon-daires les caufes de l'effet total des remédes dans les corps animés. Les premieres font les battemens repétés des folides à chaque contraction du cœur , & les impulfions réiterées des fluides qui paffent &

repaffent à travers les vaiffeaux & les autres cavités , ou qui ne fervent qu'à diffoudre. Les fecon-
daires font la chaleur & l'air que renferment les
humeurs, cet air pouvant être plus ou moins raréfié,
& mis dans un mouvement plus ou moins grand
dans fon trajet avec les humeurs. Nous devons furtout faire attention au plus ou moins d'irritabilité
dont les parties font fufceptibles , à la force contractile & à la contraction actuelle des folides,
furtout à celle du cœur , de la membrane des artéres , & des autres parties qui font les principaux
organes & les plus effentiels à la circulation , puifque non-feulement cette circulation , mais encore
tous les autres mouvemens des humeurs dépendent
de la contraction des folides, que la chaleur provient du frottement mutuel & continuel des fluides
& des folides, que c'eft cette chaleur qui produit le
mélange & la raréfaction de l'air intérieur, & que
c'eft cette chaleur qui raréfie l'air intérieur & les
autres humeurs ; mais fans le contact mutuel , le
froiffement des parties & leur collifion continuelle,
il n'y auroit aucune chaleur ; fans la contraction des
folides , il ne fe feroit aucune trituration , les humeurs ne pourroient circuler , & tant qu'elles ne
circuleroient pas , elles n'auroient point le dégré
de fluidité qui leur eft fi effentiel. LEEUWENHOECK
rapporte à ce fujet dans fes Epîtres phyfiologiques,
une obfervation qui mérite beaucoup d'attention.

Il a remarqué qu'en hyver, si l'on considere avec un microscope le sang des chauves-souris, des grenouilles mortes pour ainsi dire ou du moins engourdies de froid, on voit dans leurs artérioles leur sang divisé & ramassé en petits grumelots ; & que quoique l'on approche l'animal du feu, ce sang grumeleux ne se fond point, & ne recommence à circuler que lorsque le cœur a commencé à se contracter ; mais aussi, une fois que ce premier agent s'est mis en mouvement, le sang commence à reprendre le train de la circulation, & enfin après avoir passé plusieurs fois par le cœur, revient dans son premier état de fluidité.

§. VII.

La force de la vie sous laquelle je renferme toutes les causes motrices du corps humain prises ensemble, doit donc être regardée comme la seule cause qui donne de l'action aux médicamens, ou ce qui est la même chose dans le corps vivant, comme ce qui les fait agir, parce que les médicamens, de même que les poisons, n'ont aucune action sur les parties mortes, & que les médicamens les plus caustiques appliqués extérieurement sur un cadavre, n'y laissent jamais de grandes impressions. Il ne faut donc pas s'étonner si les médicamens ne produisent pas toujours des effets proportionnés à leur force particuliere, à cause de la diversité de la nature, rélativement à la force & à

la fenfibilité de chaque individu. Qu'on donne ,
par exemple , la même purgation & en égale
quantité à differentes perfonnes de même âge ,
mais de differens tempérammens , elle produira
dans chacune autant d'effets differens ; peut-être
ne produira-t'elle prefqu'aucun effet dans l'une ,
occafionnera-t'elle une évacuation moyenne, mais
complette dans l'autre , & que non - feulement
elle purgera bien la troifiéme , mais qu'elle la
purgera trop violemment. En effet, la nature eft
en général vigoureufe ou languiffante , & dans
l'un ou dans l'autre cas , elle peut être forte ou
foible ; c'eft là pourquoi l'action des médicamens
eft prompte & vive dans les perfonnes robuftes &
pleines de vie, à caufe de la grande fenfibilité & de
la grande force jointes enfemble. Ces mêmes remédes dans des perfonnes vigoureufes & foibles ,
produifent véritablement un effet prompt à caufe
de la grande fenfibilité , mais peu violent. Faute
d'une force proportionnée , leur action eft lente
fur ceux qui font robuftes & pefans en même
tems , à caufe d'une moindre fenfibilité ; néanmoins, comme la force l'emporte , cette action
eft encore affez vive. Enfin les mêmes médicamens donnés à des perfonnes foibles & languif-
fantes, n'agiffent que très-lentement & très-légérement à caufe du peu de fenfibilité & du défaut
de force.

§. VIII.

§. VIII.

Cette difference de naturel ou de tempéramment dont nous venons de parler, vient en partie
de la tissure differente & du plus ou moins d'élasticité des solides ; des differens mélanges, de la
température & de la fluidité des humeurs ; circons-
tances qui toutes produisent effectivement & nous
font connoître le plus ou moins de mobilité de ces
parties, & leur disposition au mouvement actuel.
C'est la structure particuliere des parties solides,
selon *Baglivi*, qui fait que chacune de ces parties
résiste différemment dans ses mouvemens, comme
le confirment les expériences qu'on peut faire sur
les cordes ; en effet les cordes de lin, de chanvre, de
soye, résistent plus ou moins selon la matiere dont
elles sont faites ; il en est de même de celles de
laine, de boyaux ou d'écorces d'arbres.

§. IX.

Un Médecin attentif & qui a toujours présente
l'œconomie animale, découvre cette différence de
structure, de tissure, d'élasticité, de mélange, de
température, de fluidité, de mobilité, &c., pour
peu qu'il veüille se donner la peine & la patience
d'examiner avec toute la connoissance & les précautions convenables plusieurs personnes de différente nature & de différens tempérammens. Cela
est si vrai, que lorsqu'une personne est d'un tem-
pérammment fort & robuste, ses parties solides sont

plus féches & plus compactes ; les fibres de ces
parties, quoique plus foibles, font cependant
très-denfes, très-elaftiques, & conféquemment
très-propres à une prompte & forte contraction :
joignons à cela que les humeurs, particuliérement
le fang, font affez fluides, fubtiles, mobiles,
très-chaudes, à caufe des principes falins, huileux
& inflammables dont elles font chargées, & qu'elles
font en conféquence très-fufceptibles d'une expanfion vive. L'état de ceux dont la nature eft foible &
languiffante, eft prefqu'entiérement oppofé à celui-
ci ; leurs parties folides font flafques, trop humides, compofés de fibres lâches, foibles & prefque
dépourvues de tout reffort ; leurs humeurs font
plus épaiffes & chargées de quantité de particules
inertes ; elles font fi peu fufceptibles d'aucune bonne modification, qu'elles circulent toujours très-
lentement, que la contraction des folides eft toujours également foible & languiffante.

§. X.

Les perfonnnes d'un tempéramment vif & foible, ou robufte & pefant, font d'une conftitution
moyenne à celles dont nous venons de parler. Les
parties folides des perfonnes vives & délicates font
à la vérité très-fenfibles, mais foibes en même
tems, parce qu'elles font en comparaifon plus
grêles, plus pliantes, plus lâches, & par conféquent propres à une contraction qui fans être forte

ne laisse pas que d'être vive ; leurs humeurs, quoiqu'assez chaudes , sont néanmoins un peu plus
épaisses. Les parties solides des personnes robustes
& pesantes sont sèches & dures , composées de fibres épaisses , denses , roides & peu élastiques,
propres à une contraction vive sans être prompte ;
leurs humeurs sont , à cause d'une plus grande
quantité de parties terreuses & salines - huileuses-
inflammables , plus épaisses & rélativement plus
froides.

§. XI.

Les tempérammens naturels sont très-difficiles à
changer ; ils peuvent cependant l'être plus ou
moins , c'est-à-dire , qu'ils peuvent être animés ou
affoiblis , lorsqu'il arrive des maladies graves &
longues , pendant l'accroissement , en changeant
de climat & de régime , en usant d'alimens différens , &c. ; de maniere cependant qu'entre toutes
ces altérations , les unes causent un changement
plus durable & plus constant , d'autres en occa-
sionnent un plus court & plus momentané. Ceci
doit, ce me semble , suffire pour faire voir que
l'action des remédes n'est jamais absolue , mais
simplement relative , & qu'en conséquence le
Médecin doit faire tous ses efforts pour bien connoître les tempérammens de chaque personne qui
ont besoin de son secours , avant que de leur or-
donner aucun reméde.

CHAPITRE III.

De quelques divisions des médicamens, lesquelles concernent plus ou moins leur action générale & qui y jettent un plus grand jour.

§. I.

ON fait ufage des médicamens intérieure-ment & extérieurement ; dans le premier cas, les médicamens fe prennent par la bouche & paffent dans l'eftomac, où chemin faifant quel-ques vaiffeaux abforbans en pompent & en charient quelques parties dans le fang & les autres humeurs ; d'autres fois fans fe mêler, ils parcourent fimplement le canal alimentaire & fortent avec les ex-créments, c'eft-à-dire, qu'ils agiffent plus efficacement fur l'intérieur de ce canal ; car il n'eft gueres poffible qu'il n'en paffe quelque partie dans le fang, foit par les vaiffeaux abforbans ou par les veines lactées.

Ceux qui paffent de l'eftomac & des inteftins dans la maffe du fang, fans opérer fur ces voyes un changement remarquable, font d'abord diffouts fuperficiellement ou entiérement en parties fimi-laires, ce qui eft plus fréquent, ou plus rarement en parties diffimilaires par le fuc gaftrique & les autres fucs naturels ou préternaturels de la digef-tion ; ou bien ils font changés par la chaleur douce de l'eſtomac en exhalaiſons ſubtiles, pour être après ces changemens abſorbés ou portés par filtration à travers les vaiſſeaux laĉtés, & enfiler les ouvertures des petits vaiſſeaux veineux au moyen deſquels ils ſe diſtribuent à toute la maſſe des humeurs.

Il n'y a vraiſemblablement que les particules huileuſes & ſpiritueuſes les plus ſubtiles des ſub-ſtances concretes parfaitement réſineuſes, quoique diſſoutes dans un eſprit de vin très-reĉtifié, & ré-duites en forme de teinture ou d'eſſence, qui puiſſent prendre la route des vaiſſeaux laĉtés, ou des autres petits vaiſſeaux pour ſe mêler avec le ſang ; en effet, lorſqu'on uſe des teintures ou des eſſences réſineuſes en petite doſe, comme c'eſt la coutume, l'eſprit de vin ſe trouve auſſi-tôt affoibli par la chaleur de l'eſtomac & le mélange du ſuc aqueux qui y eſt contenu, & n'eſt plus propre à tenir ces remedes en diſſolution ; c'eſt pourquoi les molécules réſineuſes devenues plus épaiſſes, ſe précipitent néceſſairement, & reſtent conſéquem-ment dans l'eſtomac & dans les inteſtins, parce qu'elles ne peuvent plus ſuivre les particules ſpiri-tueuſes, ſubtiles & huileuſes, & qu'elles ne ſont plus propres à être filtrées & pompées par les vaiſ-ſeaux capables de les charier & de les faire paſſer dans la maſſe du ſang.

§. II.

Pour bien juger de la diffolution & de l'abforp-
tion des médicamens dans l'eftomac, il faut examiner avec attention la nature & la folubilité de
ces médicamens, le dégré de chaleur naturelle,
la qualité des fucs qui doivent en faire la diffolution, & bien comparer leur force & leur action
avec les obftacles qu'ils ont à vaincre. La chaleur
naturelle eft douce, comme nous l'apprend le
grand Boerhaave; & dans les perfonnes parfaitement faines, elle ne va jamais à plus de 92 dégrés
du thermométre de *Fahrenheit*. Cette chaleur eft
donc de beaucoup inférieure au dégré de l'eau
boüillante, qui eft de 200 douze ou treize dégrés;
on ne la doit parconféquent comparer qu'avec un
dégré beaucoup inférieur, tel que celui qui convient pour opérer une bonne digeftion. Quant aux
liqueurs délayantes qui fe trouvent dans la bouche, l'eftomac & le canal inteftinal, on en diftingue naturellement de deux efpéces; il y a
effectivement quatre de ces liqueurs, fçavoir la
falive, le fuc œfophagien, le fuc gaftrique & le
fuc pancréatique, qui, quant à leurs principes & à
leur nature, ont beaucoup de rapport & d'analogie
enfemble. Ces fucs font médiocrement aqueux &
falins. La bile fe rend auffi dans ces endroits; cette
humeur vient du foye; elle eft beaucoup plus fluide
& plus chaude que les autres; c'eft une fubftance

aqueufe, faline, huileufe & favoneufe. Ces premiers menftrues diffolvent aifément les fubftances falines, gelatineufes, mucilagineufes, gommeufes, & même celles qui ne font que légérement gommeufes - réfineufes, & peuvent encore recevoir & charier avec eux dans la maffe du fang une certaine quantité de particules fpiritueufes d'huile étherée ou de quelqu'autre fubftance. Quant à la bile, comme elle eft chargée de fucs aqueux, elle contribue du moins beaucoup à l'union des fubftances huileufes, graffes & réfineufes. On fçait que la bile a la propriété d'enlever les taches que les corps gras & huileux laiffent fur le drap, & qu'on s'en fert au lieu de favon pour diffoudre les fubftances graffes qu'on peut enfuite laver & ôter avec l'eau. On mêle auffi les acides aux menftrues falins & aqueux, & ce mélange les rend propres à diffoudre les fubftances alcalines terreufes, concretes, comme nous aurons ailleurs occafion de le faire voir plus amplement.

<h3 style="text-align:center">§. III.</h3>

Les médicamens qui par leur nature particuliere & la vertu qu'ils ont de réfifter à l'action diffolvante des fucs de l'eftomac & des inteftins, & qui par la douce chaleur de ces vifceres, ne peuvent être changés en vapeurs fubtiles, ne peuvent donc enfiler les veines lactées & les ouvertures des petits vaiffeaux propres à les charier dans la maffe du

fang ; & ils exercent toute leur action, ou fur les
fubftances contenues dans l'eftomac & les inteftins, ou quelquefois fur les parois de ces vifceres,
tantôt par leur propre poids, tantôt par leur propriété ftimulante, ou enfin par quelqu'autre caufe
qui pourroit cependant, fi elle étoit trop forte, fe
communiquer aux parties voifines & même aux
parties les plus éloignées, à caufe de la communication & de la liaifon intime des vaiffeaux, des
nerfs & des membranes. Le mercure, par exemple, particuliérement lorfqu'on le donne en grande dofe, c'eft-à-dire, jufqu'au poids de quelques
onces, n'agit fimplement que par fon propre
poids, fur les parois & les fubftances contenues
dans l'eftomac & les inteftins ; il ne peut enfiler la
route des veines lactées ou des autres petits vaiffeaux veineux, quoique très-fluide & très-mobile,
parce que le fuc gaftrique n'a pas affez de force
pour le diffoudre, & que la chaleur intérieure ne
peut non plus le faire s'évaporer. Ainfi, quoique
dans les fortes paffions iliaques on le faffe quelquefois prendre en grande dofe aux malades, il
arrive fouvent qu'il s'arrête long-tems dans les
inteftins ; enfin plufieurs jours après lorfque le
ventre devient plus libre, il fe précipite & fort
avec les excremens, fans aucune altération ni diminution de fon poids ; c'eft ce que l'expérience
nous apprend.

§. IV.

Les médicamens dont on ufe extérieurement,
s'appliquent médiatement ou immédiatement fur
le corps. La fubftance de ces médicamens, foit
fubtile, foit grofliere, affecte les parties fur lefquelles elle agit ; tels font les emplàtres, les on-
guens, les linimens, &c. ; ou bien il n'eft que leurs
particules les plus fubtiles qui agiffent comme les
fumigatoires, &c., de façon néanmoins que tous
ces médicamens agiffent ordinairement fur l'épiderme ou fur la peau, & bornent conféquemment
leur action à la furface du corps ; ou bien leurs
particules fubtiles & volatils, de plus en plus ani-
mées par la chaleur du corps, les font traverfer
les petits vaiffeaux lymphatiques veineux, fe mêler
enfin aux humeurs au moyen de la circulation, &
pénétrer jufques dans les plus profonds replis du
corps. Dans ce premier cas, où les médicamens
n'agiffent que fur la furface extérieure du corps,
c'eft-à-dire fur les tégumens feulement, ils ouvrent les pores & les referment ; ils lâchent les fibres
ou les étendent, & rendent enfin la tiffure des parties plus ou moins rare ou compacte, & conféquemment augmentent ou diminuent leur tenfion
& leur mouvement ofcillatoire. Leur action fe termine à la furface, fçavoir lorfqu'elle eft foible &
languiffante, ou qu'ils ne font pas appliqués pendant affez de tems ; d'autres fois lorfque leur

action eft trop forte & qu'elle dure trop long-
tems, elle fe continue & fe communique fouvent jufqu'au-dedans, à caufe de l'étroite communication des parties : un médicament émollient ou fortifiant, par exemple, appliqué fur le
ventre, lâche & fortifie non-feulement la peau &
tous les mufcles du bas-ventre, mais encore les
inteftins, l'eftomac & plufieurs autres parties contenues dans ces régions. Bien plus l'onguent d'ar-
thanite, appliqué en fomentation fur le ventre des
enfans, les purge, quoiqu'il ne paffe aucune particule active de ce remede dans l'eftomac & les inteftins. On doit donc attribuer ce méchanifme à
l'union & à la communication intime de ces parties,
parce que les enveloppes externes communes du
bas-ventre communiquent avec les enveloppes
membraneufes des mufcles du bas-ventre, ceux-ci
avec le péritoine ; le péritoine outre cela fournit des
enveloppes à la plûpart des vifceres contenus dans
le bas-ventre, produit par fa duplicature le méfen-
tere qui eft intimement joint à plufieurs autres
vifceres, & enfin forme la membrane externe de
l'eftomac & des inteftins ; il ne faut donc pas s'é-
tonner, vû la tiffure & la communication de toutes ces parties, que les changemens qui furviennent aux parties internes, à la fuite de l'application
de quelques médicamens fur les parties externes,
affectent ces parties différemment felon leurs

différentes vertus, tantôt plutôt, tantôt plûtard.

<h2 align="center">§. VI.</h2>

L'action des médicamens & des corps actifs n'est
pas la même, lorsque par les voyes ordinaires,
c'est-à-dire, au moyen de la déglutition, ils passent
dans l'estomac, les intestins, & de-là dans la masse
du sang ; ou lorsqu'étant appliqués sur la peau, ils
sont pompés par les veines absorbantes ; ou que
par quelques petites playes, ils passent dans les
vaisseaux sanguins, & pénétrent jusques dans les
plus profonds replis du corps. On sçait par expérience qu'il y en a quantité, qui pris en potion
n'ont aucunes vertus nuisibles, & qui au contraire
agissent comme poison, lorsqu'ils sont absorbés
par les vaisseaux inhalans de la peau, qu'ils peuvent pénétrer, soit par quelques coupures, ou
quelques excoriations des chairs, & qu'enfin de
façon ou d'autre, ils se mêlent avec les humeurs
dans le torrent de la circulation. On observe, par
exemple, que les playes faites avec quelques instrumens trempés dans le suc d'ellebore noir sont
mortelles ; cependant l'infusion de la racine de cette
plante prise intérieurement, ne fait simplement que
lâcher le ventre ; & pourvû qu'on ne la prenne point
en trop grande dose, elle ne produit aucun dommage, comme nous le ferons voir dans le §. V. de la
Section sur les acides. Les liqueurs acides, alcalines, & autres substances spiritueuses prises inté-

rieurement font quelquefois fort falutaires, & ne troublent en rien l'œconomie animale, pourvû qu'elles foient bien préparées, qu'on les prenne dans un tems convenable & fans excès ; elles font au contraire mourir fubitement, fi l'on en met feulement quelques gouttes fur des veines ouvertes. Bien plus le venin de la vipere, qui au rapport de *Rhedi* dans fes Expériences, fe trouve dans la duplicature de la guaine membraneufe entre laquelle leurs dents font rangées ; ce venin eft une liqueur femblable à l'huile d'amandes douces, quant au goût & à la couleur, qui pris intérieurement & en très-grande dofe, ne caufe aucun dérangement ; mais s'il pénétre du dehors au dedans, foit par quelques playes ou piquûres, en quelque petite quantité qu'il s'y puiffe infinuer, il produit fur le champ les fymptômes les plus violens & la mort même. Voici comme *Rhedi* s'en explique : *Jacques Sozzi*, dit-il, preneur de viperes, avala en préfence de plufieurs gens dignes de foi, une cuëillerée entiere de la liqueur qu'il en exprima, fans jamais en reffentir aucune incommodité. Ce n'eft pas tout, il fit encore dégorger des viperes des plus groffes dans un verre de vin, & il les agaça de maniere qu'elles y répandirent une grande quantité de leur falive & le couvrirent d'écume ; il but enfuite ce verre de vin, fans que fa fanté en ait jamais été altérée. *Rhedi* lui-même plongea dans un verre plein d'eau les têtes de quatre viperes encore vivantes, toutes écumantes & enfanglan-tées ; & après avoir coupé toutes les chairs du pa-lais & des machoires, en exprima toute l'humi-dité dans l'eau qui en étoit toute chargée, & par-tagea enfuite cette potion avec les petits mor-ceaux de ces chairs, & en fit prendre une partie à un bouc & l'autre à un canard, fans que ces ani-maux ayent jamais paru en reffentir aucune indif-pofition. Enfin on en a vû manger des poulets qui avoient été mordus, tués & rongés par des vipe-res, fans qu'il leur en foit arrivé aucun accident ; on en a fait manger de toutes entieres à des chiens, à des fouines, à des farcelles, fans qu'il leur en foit rien arrivé : mais il n'en eft pas de même lorfque ce venin s'infinue par quelques playes, qu'il pé-netre intérieurement & qu'il eft entraîné dans le torrent de la circulation ; fi on l'applique fur une playe, ou fur quelque excoriation de la peau, fai-tes avec quelqu'inftrument que ce foit, il fait fans y manquer périr l'animal en très-peu de tems ; plutôt cependant les poulets, les pigeons, les loirs & autres petits animaux reptiles & volatiles, que d'autres animaux plus grands, comme les mou-tons, les chevaux, les bœufs, &c.; tous ces ani-maux meurent auffi plus vîte, lorfqu'ils reçoivent immédiatement ce poifon par la morfure de la vipere même, que fi on l'applique feulement fur

quelques playes faites avec quelqu'inſtrument que
ce puiſſe être.

§. V I.

On diviſe encore les médicamens par rapport
à leurs vertus, en *toniques*, en *altérans* & en *éva-*
cuans. En général les remedes toniques rendent
le tiſſu des parties ſolides plus ſerré ou plus lâche,
& augmentent ou diminuent leur reſſort, leur
tenſion, leur élaſticité, leur oſcillation & la force
qu'ils ont de ſe contracter. Les altérans produiſent différens changemens dans le mélange des
fluides, leur température, leur conſiſtence, leur
couleur & leurs différentes proprietés. Enfin les
évacuans entraînent & font rejetter par les différens émonctoires, tout ce qu'il y a de ſuperflu,
d'inutile & de nuiſible dans le corps. Outre les
fortifians ou les toniques proprement dits, on
peut donc rapporter à cette premicre claſſe les
aſtringens, les ſtimulans, les deſſicatifs & même
les humectans & les émolliens : on peut renfermer
ſous la ſeconde les réchauffans, les rafraîchiſſans,
les atténuans, les inciſifs, les incraſſans, &c. ;
enfin ſous la troiſiéme, tous les émétiques, les
cathartiques, les ſudorifiques, les diurétiques, les
ſialagogues, les ſternutatoires, les veſicatoires &
autres ſemblables.

§. V I I.

Les médicamens appellés vulgairemeut ſpécifiques, font propres en particulier à certaines maladies feulement, pour certaines humeurs, ou enfin pour quelques parties folides, ou quelques vifceres ; c'eft pourquoi on les a divifé en fpécifiques pour les maladies, fpécifiques pour les humeurs, fpécifiques pour les parties folides & les vifceres. Sous cette premiere claffe on comprend les anti-fcorbutiques, les carminatifs, les antivermineux, &c. ; fous la feconde, les cholagogues, les phlegmagogues, &c. ; enfin fous la troifiéme, les cephaliques, les cardiaques, les ftomachiques, &c. Il y a cependant des Médecins modernes qui rejettent ces fortes de fpécifiques, & qui réfutent conféquemment cette divifion ; mais fur quoi s'appuyent-ils ? la raifon & l'expérience concourent également à prouver l'exiftence de ces fortes de remedes ; en effet, il eft conftant, & on peut démontrer 1º. que les vifceres & les autres parties folides du corps humain different entr'eux, quant à leur tiffure, à leur force, à leur ftructure & à leur ton ou leur élafticité ; que les humeurs different pareillement par rapport à leurs différens mélanges, à leur température, à leur confiftence, &c. ; 2º. que les caufes des maladies, formelles ou matérielles, different beaucoup entr'elles ; 3º. qu'un corps quelconque, doüé de quelque propriété médicinale, diftingué des autres, foit par rapport à fon genre ou à fon efpéce, a une figure

particuliere & une certaine grandeur, si l'on exa=
mine les petites molécules dont il est composé,
particuliérement celles qui le rendent actif; 4°.
enfin qu'on doit attendre tel ou tel effet, telle ou
telle action, plutôt de tel médicament que de tel
autre, particuliérement s'il est appliqué sur certaine partie, ou si on l'employe dans certaine maladie particuliere. Nous ne prétendons cependant
pas pour cela que les autres remédes soient entiérement inutiles & d'aucune efficacité dans le cas
où ces spécifiques agissent avec plus de succès, ou
que ces mêmes remédes ne soient propres que dans
les cas où ils agissent comme spécifiques : ce que
nous en avons dit ne doit s'entendre que de leur
plus grande efficacit' & de leur façon particuliere
d'agir, sur le mélange, le tissu & les différentes
modifications des parties.

On sçait qu'il y a plusieurs substances que l'expérience démontre être salutaires aux hommes &
mortelles aux autres animaux, & réciproquement.
Les pourceaux mangent les racines de jusquiame ;
les étourneaux, la ciguë d'eau ; les cailles, l'y-
vraye, sans s'en trouver aucunement incommo-
dés : toutes ces substances sont cependant très-
dangéreuses aux hommes & leur sont même mortelles. L'aloës au contraire, qui est quelquefois
très-salutaire aux hommes, est pernicieux aux
chiens ; les amandes ameres qui ne nuisent pas
à

à l'homme prifes intérieurement, font mourir les poules & les chats, &c. Voyez les *Mifcell. acad. nat. curiof. ann. 8. obf. 99.*

CHAPITRE IV.

Des vaiffeaux inhalans & exhalans du corps.

§. I.

COmme nous avons quelquefois parlé ci-devant des vaiffeaux abforbans, & que nous ferons fouvent obligés d'en parler dans la fuite; il ne fera pas, ce me femble, hors de propos de traiter plus particuliérement de ces vaiffeaux & des exhalans, afin qu'on ne foit point expofé à s'en former une fauffe idée, ou du moins une idée incomplette, lorfqu'il s'agira d'expliquer le mécanifme par lequel les médicamens paffent dans le fang, ou d'autres femblables phœnoménes qui dépendent de l'action de ces vaiffeaux. Par *vaiffeaux abforbans* on entend ordinairement parler des extrêmités des veines qui aboutiffent à la peau dans toute la furface externe du corps & dans toutes les cavités qui s'obfervent dans le corps même. Ces vaiffeaux capillaires augmentent par conféquent de diamétre de plus en plus à mefure qu'ils approchent de leur origine, ou des troncs des veines aufquelles ils aboutiffent, ou qui les ont produits; ils diminuent au contraire à mefure qu'ils

s'en éloignent, ou qu'ils approchent de la surface
du corps & des autres cavités où ils se rendent ; de
sorte que ces petits canaux très-fins, ou plutôt im-
perceptibles, qui bâillent dans la surface interne
des entrailles ou dans celle de la peau, n'absorbent
que des vapeurs très-subtiles. Or comme plusieurs
se réunissent ensemble & qu'ils vont en grossissant
vers leur tronc ; ces vapeurs se condensent, & ils
transmettent & charient dans les veines une liqueur
très-subtile en forme de rosée qu'ils pompent de
tous les endroits où ils s'ouvrent.

§. II.

Les vaisseaux exhalans au contraire sont les
extrêmités capillaires des artéres, qui se rendent
de même que les vaisseaux absorbans à toute la
surface de la peau & dans toutes les cavités du
corps, où ils exhalent différentes humeurs sous la
forme de vapeurs. Les artéres se terminent encore
par des canaux excrétoires qui charient des humeurs, qui ne rentrent point dans la masse du
sang dont elles ont été séparées, en partie pour la
réparation des solides, en partie pour être rejettées
au-dehors tantôt d'une façon visible, tantôt d'une
maniere imperceptible, soit par la surface externe
du corps, ou par la surface interne des entrailles.
Il faut cependant faire attention que tous ces petits canaux sereux lymphatiques, qui partent des
extrêmités capillaires des artéres, ne sont pas tous

exhalans ou excréteurs ; plusieurs en effet se re-
plient sur eux-mêmes pour former d'autres vaisseaux (que l'on nomme veines lymphatiques) qui
rapportent le résidu du suc nourricier & des autres
sucs, des reins, du foye & des autres parties dans
le canal thorachique , dans la veine cave, dans la
veine porte ou dans d'autres vaisseaux veineux plus
grands, pour être de nouveau mêlés & délayés
avec le sang & les autres liqueurs au moyen de la
circulation.

§. I I I.

Tous ces petits canaux sont si fins, que si on les
veut considérer en particulier, l'œil ne peut les
appercevoir. Les plus petits rameaux artériels qui
charient cependant encore de petits globules rouges, & conséquemment de vrai sang, sont, selon
le sentiment du *grand Boerhaave* , de petits vaisseaux capillaires dont le diamétre est si étroit, que
dix pris ensemble peuvent à peine faire la grosseur
d'un cheveu : ces petits vaisseaux qui en produisent d'autres plus petits encore & se terminent
par les vaisseaux exhalans , ces vaisseaux, dis-je,
selon le calcul de *Leeuvenhoeck*, s'ouvrent à la surface
du corps au nombre de 128000 dans l'espace que
peut couvrir un seul petit grain de sable. Les vaisseaux sereux ne portent donc plus de sang rouge ,
mais seulement une humeur sereuse jaunâtre. Les
vaisseaux lymphatiques ne contiennent simplement

que de la lymphe encore plus fine que la férofité ;
& les vaiffeaux exhalans enfin, ne peuvent recevoir, tranfmettre & évacuer que des matieres propres à s'exhaler. Ce que nous avons dit fur la petiteffe déterminée des extrêmités capillaires arté-
rielles, doit auffi s'entendre de la petiteffe des extrêmités capillaires veineufes.

§. I V.

Ne pourrions-nous pas joindre encore à ces petits vaiffeaux exhalans du premier genre, les petits
vaiffeaux exhalans nerveux ? Pour peu qu'on connoiffe les principes de l'œconomie animale, ou
que du moins on en connoiffe le mécanifme le
plus effentiel, on fçait qu'il fort des nerfs de la
moëlle allongée du cerveau & de la moëlle épi-
niere, qui tirent leur origine des plus petites artérioles de la fubftance cendrée ou vafculaire pour
fe diftribuer dans toutes les parties du corps, &
qu'un grand nombre de ces nerfs fe termine enfin
par de petits orifices probablement ouverts &
d'une petiteffe infinie, à la peau même, non pas
dans de petits culs de facs, mais aux papilles ; de
plus, ce qui eft encore plus important, que chacun de ces petits tuyaux nerveux contient un
fluide fubtil, qui de même que le fang & la lymphe circule conftamment & réguliérement dans
l'état de fanté, fans aucune interruption ; ne paroît-
il pas probable encore, puifqu'il y a une circulation

parfaite d'humeurs, & qu'il y coule conſtamment un liquide juſques dans les dernieres diviſions, ſans aucuns petits rameaux pour le rapporter, qu'il doit néceſſairement y avoir deux ouvertures, ſçavoir une à leur origine & l'autre à leur extrê-mité. C'eſt ce qui reſte à démontrer.

§. V.

Outre ces petits vaiſſeaux du premier & du ſecond genre, quelques Anatomiſtes ont encore jugé à propos d'admettre un troiſiéme genre de vaiſſeaux ou canaux ſecretoires dans la peau. Ils diſent qu'il y a des glandes miliaires ſoucutanées, ſituées ſous chaque pore cutané, & que chacune de ces glandes a de petits conduits excrétoires pour pouſſer au-dehors les matieres de la ſueur : mais à quoi bon multiplier les êtres ſans néceſſité & admettre ces ſortes de glandes, s'il eſt bien vrai qu'elles ne ſoient pas démontrées ? Les petits vaiſſeaux exhalans artériels devenus plus amples & plus dilatés qu'à l'ordinaire par differentes cauſes, ne ſuffiſent-ils pas pour évacuer la matiere de la ſueur, quoiqu'elle ſoit un peu plus épaiſſe, d'autant plus que les Anatomiſtes modernes les plus exacts, nient entiérement l'exiſtence de ces préten-dues glandes ſoucutanées, qu'ils n'ont jamais pu découvrir ni appercevoir, ou du moins qu'ils les regardent comme fort incertaines ? Ceux qui veulent ſoutenir l'exiſtence de ces ſortes de glandes, s'appuyent ordinairement fur ces petits tubercules qu'on apperçoit dans le tems de la fiévre, lorfqu'on eft faifi de crainte ou de quelque terreur violente ; ils ont auffi recours à ces petits corps fphériques que l'on apperçoit en differens endroits, par des tems froids, lorfqu'on y fait attention, particuliérement aux lévres, au nez, aux oreilles, à l'aréole des mammelles, fous les aiffelles, fur la peau de la verge & du fcrotum, autour de l'anus, &c. Mais toutes ces raifons font défectueufes ; tous ces petits tubercules qui paroiffent tout d'un coup dans les circonftances que l'on vient d'indiquer, & qui difparoiffent auffi-tôt que ces mêmes circonftances ceffent, ne font autre chofe que les extrêmités des vaiffeaux exhalans, bouchés près de leur fortie par le refferrement fubit du corps réticulaire de *Malpighi* au travers duquel elles paffent, & qui, parce que les voyes excrétoires font embarraffées, fe gonflent extraordinairement, & forment ces petits follicules vifibles remplis de la matiere de la tranfpiration qui cherche continuellement à fe débarraffer. Les petits corpufcules fphériques répandus çà & là fur la peau, ne font non plus, felon le fentiment de *Heifter*, de *Ruyfch*, du *grand Boerhaave* & de plufieurs autres, que les extrêmités capillaires des artéres, qui fe trouvant engorgées, foit par la trop grande denfité de l'épiderme, foit par l'épaississement des matieres grossieres qu'elles contiennent, s'étendent & prennent la forme de ces sortes de petits tubercules ou de ces follicules.

§. VI.

Aucun Médecin n'a, je pense, de doute sur l'existence des vaisseaux exhalans de la peau, d'autant plus qu'il est aisé de s'en convaincre par les transpirations cutanées insensibles, & par differens autres moyens ; il n'en est pas de même des vaisseaux inhalans ou absorbans veineux : plusieurs en doutent encore ; il y en a même qui les nient entiérement, quoiqu'ils ayent également été démontrés que les premiers par les injections, & plusieurs autres expériences faites par les Anatomistes. Un sac fait de peau de crâne humain plongé dans l'eau étant bien fermé, absorbe l'eau, au rapport de *Bellini*, au point que la surface interne de ce sac se trouve toute moüillée d'une humeur aqueuse. Le *grand Boerhaave* a observé la même chose, après avoir plongé dans l'eau un sachet fait d'une peau humaine, dont il avoit enlevé l'épiderme. De plus, après avoir injecté à la façon de *Ruysch*, de la cire liquide & colorée dans les veines du tronc vers les extrêmités, elle força les valvules, & traversa en forme de rosée par une une infinité de petits pores veineux.

§. VII.

Outre ces injections, l'entrée des corps mobiles

appliqués extérieurement, & les effets qu'ils produifent, ou fur le champ, ou au moins après y
avoir refté un certain tems, prouvent manifeftement l'exiftence des veines abforbantes de la peau.
Le mercure, par exemple, le plus pefant de tous
les fluides, éteint dans quelqu'onguent, & appliqué extérieurement fur les articulations des pieds,
des mains ou fur toute autre partie du corps en
forme de liniment, fe fait jour à travers les vaiffeaux capillaires, moyennant les frictions qui l'ai-
dent dans fon paffage ; après avoir été entraîné
dans le torrent de la circulation, il reffort enfin
par les glandes falivaires, les inteftinales, &c., avec
les humeurs lymphatiques, impures, qui donnent
aux globules de mercure une vertus corrofive.
Lorfque les enfans font foibles, fi on leur frotte
le corps avec une éponge imbibée de vin tiede, on
voit leur force renaître, & ils tombent auffi-tôt
dans une légere yvreffe, qui eft immédiatement
fuivie d'un fommeil tranquille. Enfin, comment
expliquer l'efpéce d'yvreffe dans laquelle fe trouvent les adultes mêmes, qui font fimplement expofés dans les caves à l'odeur & à l'exhalaifon des
particules fpiritueufes du vin ? A quoi attribuer
le prompt effet des vapeurs venimeufes & leur
action fubite ? la pénétration fubite de l'ha-
leine empoifonnée du torpill ? La facilité avec
laquelle on gagne la galle, la vérole & plufieurs

autres maladies, & de bien d'autres chofes femblables? Voilà cependant autant des faits certains
qui prouvent inconteftablement ce que nous avons
avancé fur les vaiffeaux inhalans.

§. VIII.

Ces vaiffeaux inhalans & abforbans fe trouvent
en très-grand nombre, non-feulement fur la furface externe du corps, mais encore dans les narines, dans la bouche, dans l'eftomac & dans les
inteftins. Un feul trait de vin, ou une bouchée de
pain feulement trempée dans de bon vin, répare
auffi-tôt les forces de ceux qui font exténués de
fatigue, de travail ou de faim dans le tems même
qu'ils l'avallent, & encore mieux lorfqu'il eft
paffé dans l'eftomac ; preuve certaine qu'il fe
trouve dans la bouche, dans l'œfophage & dans
l'eftomac même de petits vaiffeaux abforbans, qui
pompent tout d'un coup les parties les plus fubtiles, les plus nourriffantes & les plus fpiritueufes
des alimens ; pour les décharger par les voyes les
plus courtes dans le fang & dans le fluide nerveux.
L'yvreffe qui fuit prefqu'immédiatement l'excès
de l'opium, de l'efprit de vin & de differentes autres fubftances vaporeufes, mobiles & propres à
ennyvrer, furtout lorfqu'on n'y eft point accou-
tumé, confirme encore leur exiftence. Aucun
Médecin n'ignore que les lavemens émolliens, ou
de toute autre nature lorfqu'on ne les rend point,

foit en fanté ou en maladie, paffent des inteftins dans le fang, non par les veines laétées qui ne font qu'en très-petit nombre dans les gros inteftins, mais par les petits vaiffeaux abforbans veineux ; que les excrémens deviennent fecs & arides, lorfqu'ils féjournent trop long-tems dans les gros inteftins ; & que fouvent ces impuretés corrompues & putrides, qui fe mêlent infenfiblement avec les autres humeurs au moyen de la circulation, produifent des fiévres putrides & plufieurs autres maladies, ou du moins qu'elles contribuent plus ou moins à les occafionner & à les entretenir. Enfin pour derniere preuve, nous ajouterons que les injeétions nous font découvrir remplis de fuc les filamens des parties dont nous venons de parler. En effet, fi l'on injeéte de l'eau dans l'eftomac, qu'on le lie vers le pylore & vers l'orifice cardiaque, cette eau en fort par les vaiffeaux courts. L'injeétion même avec la cire, telle que la pratiquoit *Ruyfch* à travers la veine méfentérique, pénetre dans la cavité des inteftins.

§. I X.

Enfin on ne peut douter de l'exiftence de ces vaiffeaux dans les bronches, dans les véficules du poulmon, & encore moins fur la furface de chaque vifcere, également que fur la furface interne des cavités de la poitrine, du bas-ventre, de l'uterus, puifqu'on les a fucceffivement démontrés

par plusieurs observations & plusieurs expériences,
qui prouvent invinciblement qu'il s'en trouve
dans tous ces endroits ; l'air, par exemple, insinué
par la trachée artére dans les bronches & les vésicules du poulmon, entre dans les veines, selon
Meri, & il étend ensuite insensiblement le ventricule gauche du cœur ; & réciproquement l'air introduit ou soufflé dans le ventricule droit du cœur
& les artéres pulmonaires, passe dans les vésicules
du poulmon & étend ces vésicules. La cire même
fondue & injectée à la façon de *Ruysch* dans les
veines pulmonaires, passe ordinairement dans les
vésicules. L'on a également des expériences qui
démontrent incontestablement l'existence & l'ouverture de ces petits canaux dans les autres parties
que nous avons indiquées ; si, par exemple, on
ouvre le ventre d'un chien, & qu'on injecte par
cette ouverture quelques onces d'eau dans cette
cavité ; quelques heures après elle ne s'y trouve
plus, & passe par les voyes urinaires. Il arrive la
même chose lorsqu'on lie avec un fil ciré les deux
uretéres, que l'on fait boire beaucoup un chien
après cette ligature, & qu'au moyen d'un ca-
thetere, on lui a entiérement vuidé la veffie.
Enfin l'utérus se gonfle, lorsqu'on a soufflé
ou introduit de l'air dans la veine hypogaftrique.
Preuve certaine qu'il s'ouvre dans la cavité de l'u-
térus quantité de petits rameaux veineux, & que

l'air infinué dans le grand rameau de la veine hypogaftrique, ou dans fon tronc, en peut fortir.

§. X.

Or comme il eft évident par toutes les expériences que nous avons rapportées, que les vapeurs & les liqueurs fubtiles pénetrent dans les grands rameaux, & s'infinuent enfin jufques dans les replis les plus cachés de chaque partie du corps, par les petits vaiffeaux abforbans ouverts fur la furface de la peau, fur celle de chaque vifcere & fur les parois internes des differentes cavités; il doit, ce me femble, être également inconteftable que ces differens fluides ne peuvent s'infinuer ainfi que par les petits tuyeaux veineux, abforbans & inhalans que nous avons indiqués. En effet, tout ce qui pénetre la peau & dans les cavités mentionnées à travers les vaiffeaux fanguins, doit néceffairement entrer par les petites ouvertures des vaiffeaux inhalans ou exhalans. Mais rien ne peut entrer par les vaiffeaux exhalans, puifque ces vaiffeaux, qui font les dernieres divifions des artéres, font deftinés pour tranfmettre au-dehors la matiere de la tranfpiration & de la fueur, & qu'ils ne rapportent & ne tranfmettent rien du dehors au-dedans; car je ne crois pas que perfonne puiffe foutenir que des mouvemens fi contraires, fe puiffent faire dans le même tems & au même endroit, d'autant plus que la contraction

des petits canaux artériels, eſt diſpoſée de façon,
que par ſon moyen les fluides peuvent paſſer & ſe
diſtribuer d'un plus gros rameau dans de plus petits & être enfin pouſſés au-dehors, à moins que
dans leur route, ils ne paſſent de nouveau dans les
veines ; mais par un mécaniſme contraire, ils ne
peuvent être attirés & paſſer des petits rameaux
dans de plus grands. Ajoûtons encore que la
force d'impulſion des fluides qui ſortent, eſt beaucoup plus grande, à cauſe de la contraction des
ſolides, que la force d'impulſion des vapeurs &
des fluides extérieurs qui cherchent à entrer. Le
mécaniſme des petits vaiſſeaux veineux inhalans,
eſt bien different ; ces ſortes de vaiſſeaux ne tranfmettent rien au-dehors, & ſeroient conféquemment toujours vuides & inutiles dans l'œconomie
animale, s'ils ne tranfmettoient quelque choſe du
dehors au-dedans, ils peuvent donc aiſément recevoir & abſorber les liquides extérieurs environ-
nans, & les vapeurs répandues dans l'air qui nous
environne, ou qui ſont renfermées dans les differentes cavités du corps : de plus, quoiqu'il ne
ſorte aucun fluide & que ces vaiſſeau n'offrent
aucun obſtacle, ni du côté de leur figure, ni par le
mouvement de leurs petits tuyaux, ils peuvent
charier plus avant ces vapeurs des petits vaiſſeaux
dans de plus grands, & enfin dans les veines
mêmes.

CHAPITRE V.

Des médicamens sympathiques, magnétiques &
des amuletes.

§. I.

LEs remédes magnétiques que l'usage a aussi fait appeller sympathiques, quoiqu'improprement, étoient du tems d'Esculape, de ses Sectateurs, & encore plus parmi le vulgaire, en si grande réputation, qu'il n'y avoit, pour ainsi dire, aucune espéce de maladie pour laquelle les bonnes femmes, & souvent les Médecins eux-mêmes superstitieux, n'eussent un ou deux remédes magnétiques ou sympathiques, c'est-à-dire, un reméde qui devoit guérir, sans aucune cause manifeste, sans aucun contact, & conséquemment par une opération entiérement cachée & inconnue. Mais insensiblement à mesure que l'on a approfondi les secrets de la nature & que l'on a cultivé la chymie, cette superstition s'est en partie dissipée, & a tellement tombé, qu'il est rare de trouver aujourd'hui des Médecins, ou du moins des Médecins éclairés & véritablement instruits des principes de leur Art, qui ayent quelque confiance à ces remédes magnétiques si vantés, & qui ayent assez de foiblesse pour oser y recourir ; mais il peut encore en rester quelques-uns, & il faut les détruire : et font effectivement de vieilles traditions auſquelles la raiſon répugne également que les obſervations fidéles, comme nous le démontrerons plus clairement en parlant des maladies, de leurs cauſes, & des rémédes ordinaires & extraordinaires qu'on peut leur oppoſer.

§. II.

Les maladies qui attaquent les hommes ou les autres animaux, dérangent entiérement l'œconomie animale, ou ne dérangent qu'une fonction, ſoit animale, ſoit vitale, ſoit naturelle : on peut conſéquemment les diviſer en univerſelles & en particulieres. Les maladies univerſelles ſont des mouvemens ou des dérangemens plus ou moins irréguliers de toute l'œconomie animale, & qui entraînent en conſéquence toutes les fonctions dans leur décadence ; les maladies particulieres ſont des mouvemens irréguliers dans telles ou telles parties ſeulement, dont les fonctions ſont quelquefois entiérement interceptées ; il peut donc arriver qu'elles ſoient accompagnées de la léſion d'une ou de quelques-unes des fonctions ſeulement, & que d'autre fois elles ſoient entiérement détruites.

§. III.

Les mouvemens de l'œconomie animale en entier, ou de quelques-unes des parties ſeulement, ſout irréguliers & plus ou moins contre nature,

toutes les fois qu'ils sont ou trop lents ou trop
précipités ; c'est pourquoi dans les écoles, également
ment que dans la pratique, on déduit primitivement les maladies & les indispositions du spasme,
ou de la contraction languissante des solides, ou
de la trop grande vîtesse de la circulation des humeurs, ou du ralentissement de leurs cours, &
quelquefois même de leur entiere interception
dans telle ou telle partie ; d'ailleurs la cause
physique , tant matérielle que formelle de
quelque mouvement irrégulier que ce soit, ou
même de la privation entiere de mouvement, gît
dans les parties solides ou dans les parties fluides.
Les solides peuvent pécher par rapport à leur situation, à leur connéxion, à leur tissure , à leur
conformation , à leur grandeur , à leur élasticité ,
&c. Les fluides péchent par leur quantité, leur
consistence, leur température, leur mélange , &c. ;
ainsi tant que le vice des solides ou des fluides
subsiste, le mouvement irrégulier ou la maladie
subsiste également, les fonctions sont toujours
léfées ou abolies. Mais si l'on détruit ce vice, le
mouvement se rétablit, les fonctions reprennent
leurs cours naturel, & par ce moyen la maladie
cesse avec la cause, & les symptômes s'arrêtent
avec la maladie.

§. I V.

Toutes les fois donc qu'il s'agit de détruire les
vices

vices des folides & des fluides dans le corps humain, par des remédes convenables & appropriés, & qu'en détruifant la caufe, on détruit la maladie; il faut retrancher, rétablir, transférer, transformer ou changer quelques parties : or c'eft par le mouvement que tout cela fe doit faire, & l'on doit appliquer médiatement ou immédiatement le corps mouvant fur celui que l'on fe propofe de mouvoir : en effet, aucun corps ne peut communiquer de mouvement à un autre fans le toucher médiatement ou immédiatement, c'eft-à-dire, fans qu'ils fe choquent mutuellement, & que la force mouvante du premier furpaffe plus ou moins la réfiftance ou la force d'inertie du fecond.

§. V.

Les médicamens, foit ordinaires ou fympathiques, font des fubftances corporelles, qui doivent conféquemment être appliquées médiatement ou immédiatement fur les parties des folides ou des fluides qu'on fe propofe de changer, également que les autres corps dont nous avons parlé, fi nous en voulons attendre quelque effet, & mouvoir enfin les parties aufquelles nous voulons apporter quelque changement. Or ceci étant néceffaire, il eft également indifpenfable qu'ils entrent en maffe & en fubftance dans le corps, ou au moins qu'ils fe touchent ou qu'ils lui foient extérieurement appliqués, ou qu'ils tranfmettent leurs

Section I.   D

vapeurs les plus subtiles qui peuvent pénétrer dans l'intérieur du corps, ou qu'enfin on les applique sur sa surface ; c'est pourquoi tous les remédes qui agissent par l'exhalaison, le transport & l'inhalaison de quelques-unes de leurs parties, ou qui sont supposés achever leur action, doivent avoir des molécules très-menues, volatiles, actives, que la chaleur & le mouvement intestin perpétuel, doit résoudre & remplir abondamment & de toutes parts de leurs exhalaisons l'air qui environne le corps du malade ; ou au moins ils doivent uniquement s'étendre en ligne droite, tout de même que s'ils étoient limités sur les côtés, vers le corps du malade, sans se dissiper dans l'atmosphere.

§. VI.

Mais pour guérir un malade à une certaine distance du reméde magnétique, il seroit nécessaire de remplir un grand espace de particules actives ; il en faudroit une quantité considérable, & bien plus grande encore, si le malade étoit plus éloigné du reméde ; ou bien les vapeurs actives de ce reméde imaginaire devroient être nécessairement portées par un vent favorable & avec beaucoup plus de rapidité dans l'endroit où l'on veut diriger son action pour qu'il produise son effet, sans qu'il s'en écarte & même qu'il s'en perde aucune particule ; ou bien ces remédes devroient avoir d'eux-mêmes la prévoyance d'aller directement sans s'écarter de

eur route, & sans se communiquer à aucun autre
corps que celui qui est malade, & ne devroient même
s'appliquer qu'à la partie malade pour y apporter
le soulagement qu'on se propose & qu'on en
attend. Dans le premier cas, on pourroit les admettre à une certaine distance seulement, non pas
fort éloignée, puisque de l'aveu de ceux même
qui vantent avec le plus de zéle les remédes sympathiques, ces remédes perdent toute leur force à la
distance de quelques milles ; dans l'autre, ils sont
en partie hypotétiquement impossibles & en partie
absurdes. En effet, qui peut empêcher que ces particules subtiles abandonnées à elles-mêmes, dans
un air libre, continuellement agité d'un mouvement intestin, même dans le plus grand calme,
ne se disperfent ou ne se portent en d'autres endroits, & qu'ainsi elles se dissipent au moins en
plus grande partie avant de pouvoir arriver jufqu'au malade ? Qui peut espérer qu'un corps malade sera continuellement assez favorablement
placé pour attendre le reméde, pour qu'un vent
favorable chargé des particules actives de son reméde puisse les transmettre & les communiquer
au gré de son imagination ? Enfin, qui peut être
assez foible pour s'imaginer que les particules volatiles d'un reméde sympathique ayent le don de
se diriger elles-mêmes ?

§. V I I.

Pour peu que l'on faſſe l'application de ce que
nous avons dit juſqu'ici aux remédes ſympatiques
& magnétiques, je penſe que l'on s'appercevra
aiſément que toute leur prétendue action eſt très-
mal fondée, ou pour mieux dire, ne l'eſt point du
tout ; car, ou les remédes magnétiques & ſympatiques contiennent des parties volatiles, ou bien
ils n'en ont point ; dans ce dernier cas, ils ne
peuvent agir pour peu qu'ils ſoient éloignés faute
de ces ſortes de particules, ou du moins parce
qu'ils n'en contiennent point aſſez ; dans le premier, quoiqu'il n'en faille qu'une petite quantité
pour les guériſons ſympatiques, s'ils n'en contiennent cependant point aſſez pour pouvoir remplir
une grande étendue, qui eſt quelquefois de pluſieurs milles, alors ces vapeurs ſeront encore
moins capables de diriger leurs cours en ligne
droite dans l'endroit ſeul pour lequel on les deſti-
ne, à cauſe de la diſſipation infaillible & inévita-
ble qui s'en fait en plein air & de leur trop grand
éloignement, & enfin de s'attacher au corps d'un
ſeul malade ſans s'arrêter aux autres, & d'y produire d'auſſi grands effets que l'eſt la cure des maladies qu'on leur attribue.

§. V I I I.

Les expériences de l'aimant, & le grand nombre
d'obſervations qu'on rapporte d'ordinaire à ce

fujet, ne portent aucun coup à ce que nous avons avancé, & ne font d'aucun appui pour la fuper-ftition que nous entreprenons de détruire. L'aimant n'agit fur le fer qu'à une certaine diftance fort peu éloignée, & les obfervations paroîtront égale-ment infidéles auffi-tôt que des expériences vrayes & folides auront pris la place de l'empirifme im-pofteur & féduifant, & qu'on fe fera entiérement dépoüillé des préjugés qui en impofent toujours. En effet il arrive fouvent, comme nous l'avons déja dit, que l'on attribue mal-à-propos les changemens qui fe manifeftent dans une maladie, pen-dant que l'on employe quelque reméde, à l'ufage de ce reméde, & qu'on attribue pareillement à la même caufe differentes chofes qui arrivent dans le même tems, quoiqu'elles en ayent une toute dif-ferente. Souvent même on néglige les vrayes cau-fes de certains effets, & l'on attribue à d'autres caufes, qui pour lors n'y ont aucune part, les effets que l'on a obfervés. Je ne parlerai point des effets de l'imagination forte des malades, qui fouvent fans le fecours d'aucun reméde, operent des chan-gemens finguliers fur l'œconomie animale, quel-quefois avantageux & quelquefois contraires.

Je connois un habile Médecin, homme fans préjugé, auquel un certain Alchymifte vantoit fouvent une maffe faline, durcie en forme de pierre, préparée avec le vitriol, le fel commun & le verre réduit en poudre, & lui foutenoit qu'une certaine quantité de cette maffe mife à cuire dans de l'urine, & continuellement agitée pendant fa cuiffon avec une fpatule de bois, excitoit à celui qui avoit rendu l'urine dont on fe fervoit alors, une fueur abondante qui lui furvenoit infailliblement, pour peu que pendant le tems de cette cuiffon, il fe tînt dans fon lit, ou qu'il fût vêtu bien chaudement. Quoique ce Médecin n'y eût aucune confiance, il fit cependant faire cette expérience avec fon urine ; & lorfqu'on lui dit qu'on avoit mis cette maffe à boüillir avec fon urine, il fe mit au lit, fe couvrit convenablement, en attendant avec beaucoup d'inquiétude le fuccès de cet événement ; dans cette agitation, il fe trouva couvert de fueur, & fut fort furpris d'un pareil fuccès. Cependant la raifon l'empêchant encore d'y adhérer, il ne fe voulut pas défifter tout-à-fait de fon premier fentiment. Il réfolut de réitérer une autre fois cette expérience ; & fans fe mettre au lit, il fe contenta de fe tenir bien vêtu, après quoi il fe trouva entiérement dégagé des foupçons qui commençoient déja à le prévenir. Il ne lui furvint effectivement aucune fueur, quoiqu'on eût fait boüillir cette pierre fympatique dans fon urine comme la premiere fois, & même encore beaucoup plus long-tems. *Hoffman* & plufieurs autres ont fait les mêmes obfervations avec un pareil fuccès, il n'y a donc aucun doute que les fueurs, lorfqu'elles furviennent, font quelquefois un effet des troubles de l'imagination & de l'agitation d'efprit, & quelquefois auffi de l'augmentation de la chaleur, foit qu'on foit plus couvert ou plus vêtu.

§. IX.

Après avoir ainfi démontré l'abfurdité de pareils remédes, il nous refte maintenant à parler des amulettes médicinales, dont il eft en général permis ou défendu de faire ufage. Nous entendons par ces dernieres, celles qui fe tirent de la magie, ou qui n'ont de fondement que dans une fuperftition groffiere,& qui pour l'ordinaire, foit qu'elles foient faites de métail ou de toute autre matiere, font marquées de caracteres, de figures, & d'images ridicules, abfurdes & impies, également que tous les billets de papier ou de parchemin fur lefquels on écrit certaines lettres, certains mots ou certaines phrafes, qui n'ont aucune bonne fignifica-tion; quant aux premieres, on peut leur rapporter tous les corps naturels tirés des trois régnes, qui font ou du moins qu'on croît être doüés d'une propriété vrayement médicinale, provenante de telle ou telle vertu générale ou fpécifique, pour détruire la maladie pour laquelle on les employe; ainfi l'on peut en diftinguer de deux fortes, d'ac-tives, & d'autres qui font fans action; les actives

font ou entiérement volatiles, ou du moins chargées de particules très-mobiles, volatiles & actives, qui, à mesure qu'elles se développent & qu'elles se dégagent de la masse qui les renferme, peuvent remplir plus ou moins l'air circonvoisin, ou
l'atmosphere particuliere du corps sur lequel elles
sont appliquées, le corriger lorsqu'il est corrompu, & conséquemment défendre ce corps des injures de cet air corrompu, & même produire dans
l'œconomie animale des changemens salutaires &
spécifiques, lorsqu'elles agissent sur la surface du
corps, ou que par les ouvertures des petits vaisseaux inhalans, elles peuvent pénétrer & se communiquer intérieurement. Quant aux autres qui ne
font d'aucune efficacité, & sont au contraire
entiérement dépourvues de particules volatiles, ou
qui au moins n'en contiennent que très-peu, elles
font conséquemment incapables de produire aucun
changement nécessaire, soit pour guérir ou pour
prévenir aucune maladie ; d'où l'on voit clairement qu'on n'en peut espérer aucun bon succès
en médecine, quoiqu'on les employe assez souvent avec beaucoup de confiance, soit par trop de
simplicité, ou faute de connoître leurs vertus. On
ne doit donc les regarder que comme des amusemens & des parures ridicules.

CHAPITRE VI.

Des élémens chymiques des corps , des principes ac-
tifs les plus généraux des médicamens que l'on
connoît par cette méthode , ou des causes maté-
rielles des effèts des remédes.

§. I.

LEs élémens ou les principes des corps , font ,
felon le fentiment de quelques modernes , des
êtres fans extenfion , fans grandeur , fans figure ,
fans poids & fans aucun mouvement inteftin , &
qui conféquemment font vrayement fimples ; des
monades, qui d'elles-mêmes ne rempliffent aucun
efpace , mais qui par leur affemblage font éten-
dues , forment & produifent des corps ; & fi ces
fortes d'êtres ou ces monades exiftent véritablement , on peut à jufte titre les appeller élémens
phyfiques des corps. Mais, felon les Chymiftes ,
les principes des corps confiderés dans leur extrême petiteffe , leur pureté & leur fimplicité rélative, font des atômes phyfiques ou des corps étendus ,
très-petits , invifibles , très-mobiles , actuellement
indivifibles , impénétrables , d'où réfultent primitivement , & aufquels fe convertiffent enfin de
nouveau tous les diferens corps qui exiftent dans
l'Univers.

Nos sens ne suffisent donc pas pour suivre & déterminer la petitesse infinie de ces principes, mais les lumieres de la raison nous en font approcher de plus en plus. En effet, puisque les corps élémentaires ou les premiers mixtes, & même les plus petites particules, qui par leur assemblage & leur entrelassement forment la masse des corps composés ou décomposés, sont d'une si grande petitesse, que ces corps élémentaires échappent aux yeux les plus subtils, & que leurs particules ne sont pas sensibles aux yeux armés des meilleurs microscopes, quoique sous une petitesse qui toute extrême qu'elle soit, s'éloigne cependant beaucoup de son état naturel ; il seroit ridicule de vouloir juger par nos sens des principes & des corpuscules élémentaires. Un seul grain d'or, par exemple, au rapport de *Boile*, réduit sous le marteau en petites lames très-minces, couvre l'espace de 50 pouces en quarré. Donc si l'on divise les côtés de chaque pouce en 200 parties, selon le calcul du sçavant *Wolf*, chaque pouce contiendra 40000 parties, & chacune formera un corps quarré dont les côtés seront $\frac{1}{2000}$ partie de pouce, c'est-à-dire, $\frac{1}{10}$ partie de ligne : or quoique la vingtiéme partie d'une ligne soit très-petite, on peut cependant encore assez la distinguer à l'œil nud ; mais si on la considere avec le microscope, on y découvre

beaucoup plus de parties infiniment plus petites
que les premieres. De plus, cette petite lame formée d'un seul grain d'or produit cinquante quarrés
de même espéce, que l'on peut diviser chacun
en 40000 parties encore visibles à l'œil nud. La
lame d'or prise en entier forme donc 2000000 de
petits quarrés, & conséquemment 2000000 de
parties encore distinctement visibles, séparément
les unes des autres. Par conséquent si nous sui-
vons le calcul de notre Auteur, nous reconnoî-
trons enfin qu'un seul grain d'or contient 16000
millions de parties visibles, & qu'au moyen du
microscope chacune de ces parties paroissant
30 mille fois plus grande qu'elle n'est, est
composée de 60000 millions de parties qui
sont encore de l'or; & si l'on vouloit supposer
que chacune de ces petites molécules d'or, que
nous disons être alors les plus petites particules,
est elle même composée de quelques particules
minérales, mais cependant d'une autre nature,
& que chacune de ces autres petites particules est
aussi composée de quelques petits corpuscules élémentaires terreux, salins, sulphureux; il résulte-
roit de tous ces calculs faits exactement & séparément un nombre infini de parties, qui ne déter-
mineroit cependant pas encore la derniere petitesse
de ces principes, selon le premier mélange des
principes élémentaires.

§. III.

Stahl rapporte un exemple auſſi ſurprenant ſur le ſouffre commun, qui eſt une preuve invincible de la ſubtilité infinie de la matiere; voici comme il s'explique. Mettez dans un petit creuſet que vous aurez peſé auparavant, un gros de ſoufre commun pulvériſé; aſſujettiſſez dans le milieu, au moyen d'un fil d'archal, une petite méche d'un ſeul fil ſoufré, de façon que cette méche n'excede que très-peu au-deſſus de la poudre de ſoufre; mettez le creuſet ſous une cheminée, à couvert de tout vent; allumez enſuite votre petite méche, dont la flâme ne doit pas être plus groſſe qu'une petite lentille; laiſſez la brûler pendant un heure & l'éteignez enſuite; peſez le creuſet & le reſte du ſoufre, & vous trouverez que pendant tout ce tems que vous avez toujours vû brûler votre méche, il ne s'eſt diſſipé guere que la moitié du ſoufre.... Il dit enſuite, on ne peut concevoir l'extrême petiteſſe de ces corpuſcules ignés, qui pendant l'eſpace d'une heure entiere ſe ſont continuellement élevés en l'air, & toujours avec la même rapidité; d'autant plus que lorſqu'ils étoient encore engagés dans la compoſition du ſoufre, ils étoient en ſi petite maſſe, qu'ils égaloient à peine le volume d'un pois, & que d'ailleurs il eſt vraiſemblable qu'ils faiſoient à peine la cinquiéme partie de cette petite maſſe; car quoiqu'il ſoit certain , comme nous l'avons dit ailleurs , que le mouvement verticillaire ne produise pas une si grande dissipation ; cependant l'odeur continuelle & très-subtile que répand toujours cette flâme , prouve assez qu'il se fait continuellement une dissipation très-subtile de ces particules dans l'air.

§. I V.

Le régne végétal & le régne animal , nous fournissent pareillement des exemples de la divisibilité infinie & de la petitesse incompréhensible de leurs parties. Un seul grain de musc ou de civette , répand continuellement une odeur balsamique pendant une année entiere , & quelquefois plus long-tems , & il exhale dans l'air qui l'environne une infinité de particules subtiles , sans pour cela souffrir aucune diminution de son poids , & sans qu'on puisse nier que toutes les particules subtiles évaporées , dispersées dans l'air , & qui forment encore le mixte spécifique du musc & de la civette , soient effectivement des particules volatiles du musc ou de la civette.

Les petits animaux contenus dans la semence que *Leeuwenhoeck* a découvert le premier, sont si petits, que, selon cet Auteur, 100000 de ces petits animaux pris ensemble occupent à peine l'espace d'un seul petit grain de sable. *George Sultzer* rapporte à ce sujet quelque chose de plus surprenant encore; il dit qu'au moyen d'un excellent microscope qu'il a fait lui-même, il a observé dans le tartre qui se forme ordinairement autour des dents & dans leurs interstices, de petits vers, dont il convient que *Leeuwenhoeck* a parlé de son tems. Le corps de ces vers étoit si petit, qu'une espace capable de renfermer seulement un grain de poudre à canon pouvoit en contenir 134217728, c'est-à-dire, cent trente-quatre millions & plus. Quelle prodigieuse petitesse dans un animal si petit & dans une machine entiere si artificieusement disposée ! Que seroit-ce donc, si d'après les proportions d'un pareil individu, l'on entreprenoit de déterminer la grandeur de ses parties, de ses visceres, de ses vaisseaux, &c.? Ce calcul ne feroit-il pas entrevoir une petitesse étonnante dans ces parties, suivant les differentes suppositions qu'on pourroit faire sur leur organisation ; petitesse qui cependant n'approcheroit pas encore de l'extrême subtilité des corpuscules élémentaires & des premiers principes ?

§. V.

Quoique les principes chymiques des corps consiterés seuls à seuls, & quant à leur plus petite particules, ne soient encore point tombés sous nos sens, & n'y puissent jamais tomber ; cependant malgré leur assemblage & leur mélange, nous en pouvons connoître le nombre, la diversité & la nature. On en admet ordinairement quatre, sça-

voir, le principe inflammable vulgairement appellé phlogiftic ou fulfureux, le principe falin, le
principe aqueux & le principe terreux. Les deux
premiers, particuliérement le principe inflammable, font à jufte titre regardés comme le germe de
tous les corps, & méritent par cette prééminence
le nom de principes actifs. Les deux autres en font
proprement les matrices, parce qu'ils reçoivent
les premiers, & que dans leur mélange, ils leur
fervent de bafe & de réceptacle, où ils peuvent
s'attacher pour ainfi dire, & fe réduire enfin en
corps fenfibles. La terre élémentaire mérite à jufto
titre le nom de matrice, puifque les principes fulphureux & falins ne conftituent chymiquement &
ne peuvent jamais conftituer aucun corps, à moins
que le principe terreux ne le reçoive & qu'ils ne fe
mêlent intimement enfemble.

§. V I.

Les principes chymiques des corps confiderés à
part, c'eft-à-dire, purs & fans aucun mélange ni
compofition, font affez vraifemblablement répandus & difperfés dans tous les pores & toutes les
cavités des corps, dans toute l'atmofphere de la
terre, & entr'autre le principe inflammable; de
plus, fous la forme d'un fluide invifible très-mobile ils paroiffent, felon moi, remplir tous les in-
terftices qui fe trouvent entre les differens foleill
ou aftres lumineux du fyftême du monde, & les

planettes ou autres corps opaques. Ainſi l'on peut
fort à propos comparer cet eſpace immenſe qui
nous ſemble vuide , parce qu'il n'offre rien à nos
ſens , à une vaſte mer , ou à l'océan qui environne
le globe terreſtre , & qui eſt compoſé de principes
purs & rélativement ſimples ; c'eſt-là la ſource
d'une infinité de petits ruiſſeaux répandus dans
l'atmoſphere des globes & ſur les globes mêmes ,
& qui fourniſſent la premiere matiere néceſſaire
pour la formation des corps. Car du ſimple mélange , de la cohéſion , de l'entrelaſſement & de la
complication de ces principes naiſſent les premiers
corps , ou les principes primitifs qui ſont cependant
dant encore ſi ſubtils , que leurs molécules ſolitaires conſiderées ſéparément , ne peuvent jamais
tomber ſous nos ſens ; mais lorſqu'elles ſont enſuite mêlées , ou que l'on en a formé une maſſe
plus conſidérable , on peut enfin les appercevoir.
Ces élémens ſont d'ailleurs ſi étroitement unis enſemble , qu'au rapport de *Stahl* même , il eſt très-
difficile de les ſéparer tant à cauſe de l'exactitude
de cette union , qu'à cauſe de l'extrême petiteſſe
des molécules dont ils ſont primitivement compoſés , & que tous les inſtrumens que l'on peut
employer à cet effet n'en peuvent venir à bout.

§. V I I.

Il paroît aſſez vraiſemblable que les corpuſcules
élémentaires ou les premiers mixtes , ne ſortent
jamais

jamais des bornes de l'atmofphere ; mais que difperfés & élevés qu'ils y font , après la diffolution
des corps compofés & décompofés , ils y nagent,
ils y font abandonnés à eux-mêmes , & que fucceffivement, par un mécanifme de la nature que
nous ne connoiffons point , ou ils redeviennent
principes, ou après cette diffolution ils compofent
de nouveau d'autres corps; c'eft en effet dans l'atmofphere que fe font & fe forment les premiers
commencemens & les premiers rudimens des
corps ; & c'eft encore dans ce même endroit que
fe réfoudent entiérement les corps compofés. Il y a
auffi beaucoup d'apparence qu'auffi-tôt que les
principes élevés au-delà des bornes de l'atmofphere y forment des mixtes primitifs , ils defcen-
dent auffi-tôt dans leur atmofphere. Les atmof-
pheres des planettes , & peut-être auffi des globes
lumineux, font effectivement des fluides difperfés,
compofés de principes purs , de corpufcules élémentaires, & de quantité de principes compofés ,
mais très-fimples , confufément mêlangés , flottans
enfemble fans aucune cohéfion , de façon cependant que dans la région fupérieure de l'atmofphere aërien , les principes purs femblent être en
plus grand nombre & en plus grande quantité ;
dans la région moyenne, les principes élémentaires; & dans la région inférieure, les principes
compofés , qui fe doivent réfoudre de nouveau ,

d'abord en premiers mixtes, & enfin en principes mêmes, à moins qu'avant cette diffolution,
particuliérement avant la derniere, ils ne foient
encore employés à la compofition ou à l'accroiffe-
ment d'un corps compofé & décompofé.

§. VIII.

Nous voyons par là une viciffitude furprenante
dans le fyftême du monde, & nous voyons pareillement qu'il ne peut manquer, & qu'il ne man-
quera jamais de matiere propre pour la compofition des corps de quelque genre & de quelqu'efpéce
qu'ils foient ; car dans le tems même qu'il fe con-
fomme une certaine quantité & un certain nombre
de principes pour la formation des corps ; dans le
même tems, les particules fubtiles qui s'élevent
continuellement de tous les corps, répandent &
rendent autant à l'atmofphere qu'il lui faut pour
réparer le befoin des corps élémentaires, & même
des principes après la derniere réfolution. De forte
que l'on peut probablement croire que la quantité des principes confiderés féparément, fans y
comprendre ceux qui font employés en mélange
ou en compofition, eft toujours la même, fans
jamais augmenter ni diminuer. Il en eft à peu près
des élémens comme de l'océan dans lequel les
fleuves portent continuellement une auffi grande
quantité d'eau, qu'il s'en eft imbibé dans les entrailles de la terre & qui en eft fortie de nouveau

par des exhalaiſons continuelles. Cette réparation
ſe fait donc par les exhalaiſons & les vapeurs, premiérement au moyen du feu dans la deſtruction
forcée des corps compoſés & des décompoſés; ſe-
condement par la putréfaction; troiſiémement
enfin par la tranſpiration & l'expiration continuelle des corps, & particuliérement des corps
vivans.

§. I X.

Puiſque les principes chymiques des corps ſont
étendus, on ne peut en aucune façon douter que ſi
on les conſidere quant à leurs particules ſolitaires,
impénétrables & actuellement indiviſibles, ils
n'ayent une certaine figure, quoiqu'on ne puiſſe
ſe promettre là-deſſus aucune connoiſſance certaine, & que tout ce que l'on a oſé avancer & déterminer ſur leur figure, ne ſoit appuyé que de
pures conjectures. Tout ce que l'on peut établir
de plus certain, c'eſt que les principes chymiques
ne different pas eſſentiellement dans les corps des
trois régnes de la nature, comme nous pourrons
le démontrer plus amplement dans la ſuite, &
que ce n'eſt qu'accidentellement & conſéquemment qu'après une entiere réſolution, c'eſt-à-dire,
lorſque chacun eſt revenu à ſon premier état de
pureté; il ne ſe trouve alors aucune difference entre un principe terreux & un autre principe terreux, un principe aqueux & un autre principe

aqueux, un principe phlogiſtique & un autre principe phlogiſtique, un principe ſalin & un autre principe ſalin, en quelque ſubſtance qu'il ait été employé auparavant, ſoit minérale, ſoit végétale ou animale, puiſque toute leur difference ne conſiſte que dans leurs differens mêlanges & dans leurs differentes proportions.

§. X.

Tout ce que nous avons avancé juſqu'ici en général nous apprend aſſez que les premiers mixtes, ou les principes élémentaires, ſçavoir, les premiers principes phlogiſtiques & ſalins, tirent primitivement leur origine des principes généraux que nous avons établis, l'inflammable, le ſalin, le terreux & l'aqueux (ſi la nature deſcend effectivement par dégré, & ſi la génération des corps ſe fait ſucceſſivement & peu à peu), & qu'enſuite de ceux-ci, moyennant le concours continuel des principes aqueux & terreux, naiſſent les corps compoſés, les décompoſés, & les compoſés des décompoſés, &c. Il nous apprend de plus que pour peu que la deſtruction s'opere peu à peu, ſucceſſivement & par dégrés, les corps décompoſés ſe réſolvent premiérement en compoſés, les corps compoſés en premiers mixtes, & qu'enfin ceux-ci redeviennent principes, & que la nature toujours la même dans ſes opérations s'écarte rarement de cet ordre, ſi l'on excepte cependant les deſtructions forcées qui font un effet du feu dans les montagnes brûlantes, & plusieurs autres laboratoires souterrains de la nature.

§. XI.

Ceci semble suffire sur les principes chymiques en général, passons maintenant à un détail plus particulier sur chacun d'eux, & commençons par le principe inflammable. Ce principe que l'on a aussi appellé principe phlogistique, principe sulfureux, &c., étroitement uni avec le principe terreux forme le phlogistique élémentaire, & fait conjointement avec lui la base & le principal élément de tous les corps inflammables, brûlans, sulphureux, onctueux & gras ; il constitue même la matiere de la chaleur & du feu, qui semble être la même que la matiere étherée, la matiere électrique & la matiere magnétique. La matiere de cette chaleur & de ce feu, qui s'insinue en forme de la flâme, mais non pas du feu actuel consideré dans le repos relatif, de ce feu qui résulte enfin de l'impulsion de cette matiere par differentes causes, principalement par le choc violent des corps, visible dans les solides & invisible dans les fluides, qui se précipite en un mouvement tumultueux très-violent, & qui étant extrêmement résoute imprime aux yeux la sensation de lumiere, & aux organes du toucher un sentiment de chaleur, même brûlant, lorsque ce mouvement est trop

rapide & trop impétueux. En effet, la chaleur du
feu ardent, l'embrasement, la flâme, la lumiere,
&c., font au moins des mouvemens verticillaires,
fpécifiques, permanens, qui proprement ne font
pas progreffifs, qui font diftingués par leur dégré
de vîteffe, fans néanmoins en exclure entiérement
la quantité differente de matiere mue plus rapide-
ment & d'un affemblage plus denfe ou plus rare.

§. XII.

Stahl auquel nous devons nos plus grandes
connoiffances fur ce principe, eft auffi de ce fentiment ; voici ce qu'il dit : il eft un mouvement
que tous les hommes font de tout tems convenus
d'appeller feu ; ce feu qui eft vifiblement ardent,
brûlant, lumineux, flamboyant & même étinçe-
lant, qui s'attache promptement à tous les corps
gras de quelque efpéce qu'ils puiffent être, & qui
les confume infenfiblement ; ce feu doit être diftingué par rapport à fa matiere & à fa forme, &
comme on le dit vulgairement en matiere & en
mouvement. La matiere paroît être 1°. corporelle ; 2°. très-déliée, & même plus que celle de
l'air, puifque l'air peut être condenfé & confidé-
rablement comprimé, comme on le fait dans la
canne à vent, & qu'au contraire la matiere du
feu, autant que l'on a pû s'en afsûrer jufqu'à préfent, eft fi fimple & fi pure, qu'on ne peut ni la
réunir, ni la condenfer ; 3°. elle eft en elle-

même fufceptible d'une expanfion élaftique ; 4°. elle entre dans les compofitions aqueo-falino-terreufes ; 5°. elle conftitue dans ce mélange ce qu'on appelle vulgairement feu ; 6°. une fois qu'elle eft enflâmée , elle abandonne facilement les autres matieres aufquelles elle s'étoit attachée ; 7°. elle ne s'enflâme cependant que par le concours de l'air élaftique ; 8°. elle s'échappe alors fous une forme très-fubtile dans la vafte étendue de l'air ; 9°. outre tout ceci, cette feule matiere eft la fubftance corporelle, qui fixée dans les mixtes, s'empare, pénetre & forme ce qu'on a coutume d'appeller feu ; 10°. c'eft-à-dire , que fuivant le langage des écoles, cette matiere perfectionne, fait & donne plutôt naiffance à cette forme qui rend le feu, corps, qu'elle ne la conftitue. Cette forme en effet n'eft autre chofe qu'une efpéce particuliere de mouvement, très-tendre, très-vif au-delà même de ce qu'on peut le concevoir, toujours en action vers le centre des corps matériels, qu'elle pouffe & repouffe très-rapidement de toutes parts.

§. XIII.

Nous devons regarder le principe phlogiftique non-feulement comme la caufe du feu qui fe gliffe par tout , & de la flâme, mais auffi comme la principale caufe matérielle de la cohéfion , de la nutrition, des odeurs & des couleurs. En effet , pour

peu qu’on ait la moindre teinture de chymie, on
ne peut ignorer qu’auffi-tôt que les métaux & les
demi-métaux, de même que les plantes & les animaux font dépoüillés de leurs principes fulphureux, bitumineux, réfineux, onctueux, gras,
mucilagineux-gélatineux, qui tous n’ont d’autre
bafe & d’autre principe conftitutif, que la fubftance inflammable ; auffi-tôt ils tombent en chaux,
en cendre, enfin en pouffiere ou en une matiere
friable, qui fe pulvérife au moindre froiffement ;
& qu’en leur rendant ce principe, ils reprennent
de nouveau, du moins en partie, leur ancienne
forme & leur ancienne confiftence ; je dis en partie, parce que cette réduction ne réuffit que dans
quelques minéraux feulement ; mais nullement
dans les végétaux & les animaux, ou dans les corps
qui ne font pas purement mixtes, mais qui font
auffi artificieufement difpofés. On fçait également
que cette fubftance qui donne proprement la
nourriture aux plantes & aux animaux, eft huileufe, graffe & mucilagineux, & que les végétaux
la pompent ou l’abforbent, non-feulement avec
le fuc qu’ils enlevent de la terre par leur racine
auquel elle fe trouve mêlée en confiftence très-
groffiere ; mais auffi qu’ils la pompent de l’air par
les petits pores difpofés fur la furface de leurs
feüilles, de leurs branches, de leurs troncs &
de leurs tiges, & qu’elle s’y difperfe de nou-

veau en vapeurs spiritueuses très - subtiles.

§. XIV.

Il semble que *Stahl* ne leur reconnoît uniquement que cette derniere maniere de recevoir, eu
égard seulement à *l'introition* de la substance inflammable. Nous observons, dit-il, que cette matiere inflammable devient quelquefois un feu actif
qui se répand dans l'air libre, & qui y est si fin
qu'il échappe à nos sens, tant il est délié ; mais
nous l'observons d'abord dans les corps des végétaux, dans les replis les plus intimes desquels il
s'insinue, de maniere qu'il n'y a aucune de leurs
parties, quelques petites qu'elles puissent être, qui
n'en contienne un peu. Les résines en renferment
plus que toutes les autres substances. Or comme
les végétaux constituent immédiatement ou médiatement la premiere nourriture de tous les animaux, on ne peut presque douter que les végétaux
ne soient les premiers à retenir cette matiere dans
leur mélange. Mais comme elle ne peut entrer
dans leur mélange sous quelque consistence épaif-
se, il est donc vraisemblable que lorsqu'elle y entre, cela se fait avec la même subtilité que lorfqu'elle est dans une action apparente ; & comme
elle se répand avec la même subtilité dans l'atmofphere que le vulgaire appelle le Ciel, en quantité
presqu'immense, elle peut d'autant plus librement
& avec d'autant plus d'abondance entrer dans de

nouveaux mélanges. C'eſt ce que confirment les arbres réſineux , qui ne ſe plaiſent point dans des lieux humides & marécageux , & pouſſent très-bien dans des terres arides , qui ne peuvent en général leur fournir que très-peu de nourriture , & qu'on ſoupçonnera d'autant moins qu'une telle matiere puiſſe ſe former de la ſubſtance du ſable , qu'elle eſt la plus ſubtile de toutes celles que nous connoiſſons, qui par ſon mélange au reſte de la ſubſtance des végétaux ſignaliſe la matiere inflammable & la repréſente. Rien n'eſt donc plus vraiſemblable que cette matiere très-tendre s'inſinue humide comme la roſée , avec l'air qu'elle enchaîne dans les végétaux , & cela au moyen de quelque ſubſtance ſaline qui nage auſſi dans l'air ſous la forme de vapeur.

§. X V.

Quoique ce que nous avons dit ſoit en partie vrai , il n'y a cependant aucun doute qu'une plus grande portion de la matiere inflammable n'entre, ſurtout dans les terres graſſes , conjointement avec le ſuc nourricier , néanmoins ſous une forme plus épaiſſe dans les petits tuyaux qui ſont à l'extrêmité des racines des plantes. C'eſt-là ce que confirment entr'autres les expériences qu'a faites le Docteur *Kulbel*, dans ſes recherches ſur les cauſes de la fertilité. Au moyen de la digeſtion & de la décoction , il tira avec l'eau chaude toute la matiere

terreuſe , ſaline & onctueuſe contenue dans une
terre graſſe ſans fumier. De ſorte , qu'il ne reſta
qu'une portion groſſiére, ſabloneuſe, qui ne ſe pouvoit diſſoudre davantage. Le réſidu onctueux, ſalin,
terreux , qui lui reſta après une légere évaporation
de cette leſſive , étoit d'une couleur rouge & brunâtre ; il le lava dans de nouvelle eau & le ſiltra,
après quoi il devint d'un rouge plus vif & acquit
une certaine tranſparence. Il eut beau le laver enſuite , il ne ſe dépoſa plus aucun ſédiment terreux.
Il faut auſſi remarquer que lors de la premiere évaporation de la leſſive , il ſe forma enfin une cuticule ſaline , telle qu'elle ſe forme ordinairement
dans l'évaporation des ſels lixiviels. Il fit diſtiler
dans une cucurbite ſon extrait concentré , qui lui
fournit d'abord un phlegme qui avoit encore,
mais foiblement , l'odeur & le goût de la terre
d'où on l'avoit tiré. Il fit enſuite une leſſive plus
épaiſſe, qui lui fournit une liqueur jaunâtre , d'o-
deur empircumatique. Il reſta au fond une terre
légere, ſpongieuſe, blanchâtre , qui lavée dans
l'eau donna une petite quantité de ſel fixe , moyen,
qui ne fermentoit ni avec les acides , ni avec les
alkalis. Dans le commencement de la diſtillation ,
la matiere monta ſi haut , qu'on fut obligé de
modérer le feu, de peur qu'elle ne ſortît de la cucurbite , & que le mucus le plus ſubtil ne tombât
dans le récipient. Après avoir fait calciner ſon

extrait à feu ouvert, il ne lui resta qu'une terre
morte aussi blanche que de la neige, qui ne se
pouvoit plus dissoudre dans l'eau. La portion saline, qui étoit en beaucoup moins grande quantité que la partie huileuse terreuse de ce résidu,
approchoit davantage dans les terres fertiles de la
nature du nitre ; dans d'autres, cette portion saline approchoit de la nature du sel commun ; dans
d'autres enfin, de celle du sel alkali. Dans les terres
stériles, cette même portion avoit plus d'analogie
avec les sels acides, & s'y trouvoit en outre en
beaucoup moins grande quantité. Il suit donc des
expériences de cet Auteur, que toutes les terres
fertiles sont un mélange de substance terreuse,
saline, onctueuse, soluble dans l'eau, & qu'elles
en contiennent plus ou moins, selon qu'elles sont
plus ou moins fertiles

§. X V I.

Ce principe inflammable est toujours le même
quant à son essence dans tous les corps composés ;
c'est pourquoi les corps qui en sont dépourvus,
du moins quelques-uns le reprennent facilement
de ceux qui en sont chargés, comme on le voit
par la réduction d'une certaine chaux métallique
ou demi-métallique. D'où l'on voit que pour réparer le phlogistique, c'est la même chose qu'il
soit tiré du régne minéral, du régne animal ou du
régne végétal. En effet, si l'on ajoûte de l'huile de

lin , de la poix , de la poudre de charbon , du fuif ,
ou toute autre graiſſe tirée des animaux , aux cendres de plomb ou d'étain , dans un creuſet rouge ;
que l'on agite ce mêlange avec une ſpatule de
bois , on rend aiſément à ces cendres leur ancienne forme & leur conſiſtence métallique , &
elles redeviennent de nouveau fuſibles au feu , particuliérement ſi on y joint encore un peu d'étain
ou de plomb neuf pour aider l'aſſociation de ces
particules rétablies ſous leur ancienne forme. On
révivifie de même , & plus promptement encore ,
le régul d'antimoine , lorſqu'on en mêle les cendres légérement détonnées avec le nitre dans un
creuſet rouge avec la poudre de charbon , l'on
voit en peu de tems ce mêlange poudreux reprendre ſa premiere forme réguline ; il faut auſſi remarquer à cette occaſion que les minéraux d'un
mêlange plus imparfait , comme le plomb , l'étain ,
le fer , le cuivre , ne fondent point du tout les métaux entiers , ſans le concours immédiat des charbons ou de quelqu'autres corps pourvûs de phlogiſtique ; mais même , que ce métal ſe change
plutôt en ſouphre ou en chaux , ſans ſe jamais ré-
vivifier , lorſqu'une fois la violence du feu a entiérement détruit ſon principe inflammable. Si l'on
met alternativement couches ſur couches , comme
cela ſe pratique dans les grandes fonderies , une
couche de charbon & une du minéral réduit en

poudre, le minéral ne fe détruit point, parce que le phlogiftique du charbon prend tout de fuite la place du principe inflammable à mefure qu'il fe détruit, & qu'il prévient par ce moyen la calcination du métail déja fondu. Lorfqu'on ne veut fondre qu'une petite quantité de ce minéral dans un creufet, au lieu de charbon, on fe peut fervir de ce qu'on appelle ordinairement *flux noir*, ou de toute autre fubftance charbonneufe, faline, alcaline, qui de même que le charbon peuvent rendre le phlogiftique aux métaux, lorfqu'ils l'ont perdu, & qui fervent en outre hâter leur fufion.

§. X V I I.

La deftruction & la régénération du foufre minéral, & la préparation du pyrophore de M. *Homberg*, peuvent encore jetter plus de jour fur ce que nous venons de dire. En effet, on peut préparer au moyen d'une légere fufion dans un creufet, le foye de foufre avec une feule partie de foufre minéral, & deux parties de fel de tartre. Il en réfulte une maffe rougeâtre, fétide, qui fe charge aifément de l'humidité de l'atmofphere ; on la concaffe & on la fait calciner à feu lent en remuant toujours la matiere avec une fpatule de fer, jufqu'à ce que le principe inflammable s'étant entiérement exhalé, eile fe réduife en poudre blanchâtre ou grisâtre. Cette pouffiere diffoute dans l'eau donne une leffive d'un goût amer, qui après

une évaporation convenable forme des criftaux
falins, très-femblables quant au goût, à la figure,
à la nature & aux vertus, à ceux de tartre de vitriol
ordinaire. Si l'on ajoûte feulement un vingtiéme
de poudre de charbon à cette poudre, & que l'on
expofe ce mêlange dans un creufet jufqu'à ce qu'il
foit parfaitement en fufion, il en réfulte de nouveau une maffe rougeâtre, qui eft le foye de foufre
régéneré ; fi on le lave dans de l'eau commune, il
donne une leffive fulphureufe faline, fur laquelle
fi l'on verfe du vinaigre, il fe précipite au fond
une poudre blanche, qui, lorfqu'elle eft bien lavée
& fondue, donne de nouveau un foufre minéral,
qui eft de même nature & a les mêmes qualités que
le foufre minéral ordinaire. On obferve à peu près
la même chofe dans la formation du pyrophore de
M. *Homberg.* Cette fubftance poudreufe, ou gru-
meleufe de couleur noire ou jaunâtre expofée à l'air
libre, prend feu fur le champ & brûle comme un
charbon. Bien plus, lorfqu'elle eft jaune, comme
elle le peut être, lorfqu'on la prépare avec l'alun
brûlé & les jaunes d'œufs, elle jette pendant quelque
tems après être allumée une petite flâme bluâtre
de même que le foufre commun. On en peut faire
au moyen d'une plus forte calcination avec l'alun
& toute forte de matieres chargées de principes
inflammables, telles que la farine de froment, le
fucre, la racine de concombre, le fuccin, la fuie,

la poudre de charbon, le jaune d'œuf, & même les
excrémens des animaux, &c. Ce produit qui eſt
d'abord de couleur jaunâtre, eſt entiérement de
même nature que le ſoufre ordinaire, & n'en differe que parce qu'il eſt plus mobile & plus ſubtil,
comme le prouve ſon embraſement, lorſqu'on
l'expoſe à l'air libre ; en effet, ſi avant que de le
laiſſer s'embraſer, on en met une partie en digeſtion dans de l'eſprit de vin, & qu'on diſſoude l'autre dans de l'eau, on aura de la premiere opération
une vraye teinture de ſoufre, & de l'autre une leſſive, qui, précipitée avec le vin aigre, donne un
vrai lait de ſoufre, ſans parler de l'odeur forte &
ſulphureuſe qu'il répand dans l'atmoſphere, & de
pluſieurs autres effets qui ſont autant de témoi-
gnages irrévocables, qu'il eſt de même nature que
le ſoufre.

§. XVIII.

Pour faire voir que notre comparaiſon eſt juſte,
nous rapporterons pareillement ici une autre expérience très-connue en phyſique, où on l'employe ſouvent pour démontrer la cauſe du tonnerre,
& nous la conſidérerons ici ſous un autre point de
vûe. Voici l'expérience. On verſe dans une cucurbite de verre, dont le col & l'ouverture ſont très-
étroits, quatre parties d'eau commune froide, &
une partie d'huile ou d'eſprit de vitriol concentré
& bien fumant ; après quoi l'on ajoûte peu à peu

à

à ce mélange une portion de limaille d'acier bien pure & fraîche, puis on agite doucement la cucurbite pour mieux mélanger le tout ensemble. Alors l'acide vitriolique attaque les molécules martiales, qui non-seulement contractent ensuite un mouvement intestin si grand, que l'on voit les unes monter & les autres descendre; mais de plus, l'on voit peu après monter une fumée blanchâtre, puante, sulphureuse, qui résulte de ce mélange, & qui, comme une espéce de broüillard, remplit toute la cucurbite; si l'on en bouche le col pendant un certain tems avec le doigt, elle s'y amasse en abondance, & s'enflamme si l'on approche la lumiere dans le même tems qu'on ôte le doigt, de sorte que par ce moyen on voit l'éclair & on entend le tonnerre. On peut recommencer l'expérience non pas une fois, mais plusieurs de suite, en bouchant de nouveau l'orifice de la cucurbite avec le doigt, jusqu'à ce qu'il ce soit élevé une certaine quantité de vapeurs inflammables. Dans l'action & la réaction mutuelle de ces parties les unes sur les autres, il se forme tout d'un coup un vrai soufre inflammable très-subtil, cependant volatil & vaporeux, qui se forme du phlogistic qui se détache du fer.

§. XIX.

L'esprit de vin bien rectifié & dépoüillé de son phlegme autant qu'il se peut, contient dans son mélange un phlogistic très-pur, & ne se mêle bien avec aucun autre principe qu'avec l'eau à laquelle il s'unit très-étroitement. C'est pourquoi cet esprit paroît préférable à tous les autres corps, pour démontrer & faire connoître la substance élémentaire premiere la plus pure. Si l'on en verse une seule goutte sur la langue, il y imprime un sentiment de chaleur aussi sensible qu'un charbon ardent. Si l'on en insinue dans quelques endroits d'un corps vivant, il y excite aussi-tôt une chaleur si considérable, qu'il semble que le feu actuel y a pénétré ; il bout à 180 dégrés de chaleur & l'eau en demande 213, l'huile de lin & le vif argent 600 avant que de s'émouvoir. Si l'on y met le feu dans un petit vaisseau, il produit une flâme qui s'éleve en cône très-tranquille, bluâtre, & qui ne fait aucun bruit ; il ne répand point de fumée, encore moins de suye, & brûle entiérement sans qu'il reste aucune cendre ; bien plus, il ne donne aucune odeur, à moins qu'il n'y soit encore resté quelques particules entieres, comme il arrive quelquefois, qui ne se soient pas décomposées dans la flâme, & qui sortent en s'exhalant de toutes parts du vaisseau.

§. XX.

L'analyse que propose *Boerhaave* dans sa chymie, dévelope fort bien les principes de l'esprit inflammable bien déphlegmé ; voici ce que c'est.

On met cet efprit dans une grande cucurbite de verre, dont l'orifice eft très-étroit, & le fond eft replié de façon, qu'il forme un grand trou orbiculaire. On place fous cette cucurbite un petit vaiffeau plein de très-bon alkool. L'alkool monte, après quoi l'on voit que cet efprit bien déphlegmé en brûlant doucement fe confume peu à peu, & échauffe la cucurbite fans y faire aucun dépôt, à moins qu'il ne s'y foit infinué un peu de fel alkali fixe dans la déphlegmation, comme cela arrive quelquefois. Il eft à remarquer qu'il ne fort rien par l'orifice étroit du col, excepté une vapeur fubtile purement aqueufe, qui ne porte aucun veftige d'âcreté, & ne donne ni odeur, ni faveur. *Stahl* a donné une autre méthode encore meilleure que la précédente. Prenez, dit-il, des tuyaux étamés d'une aulne de longeur, de deux ou trois pouces de capacité, qui foient plats dans leur fond, avec un petit tuyau qui s'éleve en haut & de la hauteur de quatre doigts; qu'ils foient figurés fupérieurement en forme d'entonnoirs pointus, de maniere que la pointe coïncide parfaitement bien dans le tuyau de l'autre. Placez l'un fur l'autre trois ou quatre tuyaux de cette efpéce, mettez au plus bas de ces tuyaux un grand entonnoir dont vous engagerez la pointe dans le canal du tuyau, & fous la partie la plus large de l'entonnoir, une lampe remplie de bon efprit de vin, tel que celui

dont on doit fe fervir pour chauffer les plats d'argent, ou pour faire le thé; on ajufte la méche de
maniere que le globe de lumiere qui en fort ne
foit pas plus gros qu'une olive; on la met dans un
lieu tranquille pour qu'elle puiffe brûler en repos,
& il s'en brûle environ fix onces pendant fix heures, fans qu'il s'en exhale beaucoup. On trouve
par ce moyen très-peu de déchet dans la quantité
d'efprit dont on s'eft fervi; néanmoins les parties
aqueufes s'écoulent promptement le long des pa_
rois froides des tuyaux, & en très-grande quantité
fur le fond de chacun de ces tuyaux, du fecond,
du troifiéme & du quatriéme, où elle s'amaffe &
d'où on peut la tirer de tems en tems en renver-
fant les tuyaux le fommet en bas, & la conferver.
Il arrive certainement que quelque quantité du
meilleur efprit de vin qu'on puiffe brûler, on
n'obferve aucun veftige de fuye; une fois que toute
la quantité qui fourniffoit de la flâme eft abforbée,
tout le refte n'eft plus qu'une eau très-légérement
falée, &c. On voit clairement par toutes ces expériences qu'il n'entre rien autre chofe dans le
mélange intime de l'alkool, que du phlegme &
du phlogiftic très-pur & très-fubtil. Quant à la
légere faveur faline de l'eau dans cette derniere
expérience; elle vient fans doute de quelque peu
de fumée fubtile & invifible produite par la méche
qui brûle en même tems, & n'entroit point aupa-

ſavant dans le mélange de cet eſprit, comme principe conſtitutif.

§. XXI.

Le phlogiſtic élémentaire conſideré indépen-
damment de ſon mélange groſſier avec les corps ,
eſt diſperſé non-ſeulement dans les pores de tous
les corps , mais encore dans l'étendue de l'atmoſphere où il ſe trouve en abondance. Dans les premiers on le reconnoît par pluſieurs expériences ,
entr'autres par l'électricité qu'on a depuis peu ſi
bien développée & par la chaleur ſucceſſive que
tous les corps contractent , lorſqu'ils ſont quelque
tems expoſés aux rayons du ſoleil ; & dans le ſecond , par les météores ignés qui s'élevent dans la
région ſupérieure de l'air. En effet , toutes les fois
que l'on voit du feu actuel dans l'atmoſphere
de la terre , on peut aſſurer avec vérité, ou que des
vapeurs ſulphureuſes & graſſes , qui après leur élé-
vation dans l'air n'étoient point encore réſoutes
en corps élémentaires , mais qui, quoique très-
ſubtiles , étoient encore compoſées, ont fourni la
matiere de ces feux météoriques , ou qu'une portion du phlogiſtic élémentaire s'eſt mêlée avec
d'autres matieres terreuſes - ſalines pour former
un mélange corporel très-ſubtil , & que les corpuſcules ſulphureux inflammables qui en ſont pro-
venus , moyennant une cauſe motrice convenable ,
ont également acquis le mouvement capable de

produire le feu & la flâme. Quoiqu'il en arrive, l'on voit au moins manifestement par là qu'il y à une grande quantité de matiere inflammable dif- persée & flottante dans l'air , soit sous la forme élémentaire , ou sous une forme corporelle plus grossiere , particuliérement si l'on fait attention à cette grande quantité de vapeurs qui s'élevent dans l'atmosphere par la putréfaction & l'exha- laison naturelle & continuelle des corps, & prin- cipalement par la combustion des matieres sul- phureuses , résineuses & grasses.

§. XXII.

Le phlogistic élémentaire & les differentes sub- stances qui sont également plus au moins inflam- mables & fournissent des principes actifs à plu- sieurs médicamens que nous examinerons chacun en particulier dans la suite , ou immédiatement comme le soufre , le camphre, les huiles, &c. , ou médiatement comme les résines , les gommes, les bitumes , les graisses , les mucilages , &c. , tirent leur origine du mélange intime de ce principe in- flammable avec le principe terreux , comme nous l'avons déja dit.

§. XXIII.

Les soufres minéraux secs tant purs & solitaires, que mêlés , confondus & embarrassés de miné- raux , de métaux , demi-métaux & autres miné- raux concrets , sont composés d'un acide spécifi-

que , connu d'ordinaire fous le nom d'acide vitriolique & d'une fubftance élémentaire inflammable ; ces parties leur font fi étroitement unies &
attachées , qu'il eft impoffible de les en féparer
que par un embrafement à feu ouvert ; cependant
l'acide eft en beaucoup plus grande quantité que
le phlogiftic ; de forte qu'on peut regarder ce
premier comme la matrice ou comme le corps de
l'autre qui en eft l'ame ; les camphres concrets &
les efprits tant éthérés que huileux , different plus
ou moins de ces premiers , qui ne font compofés
que d'une fubftance élémentaire inflammable &
d'une terre très-fubtile , au lieu que ceux-ci, outre le phlogiftic & la terre , contiennent encore
dans leur mélange quelque peu d'acide très-fubtil
& de l'eau , comme nous l'obferverons plus en
détail dans les Sections fuivantes , où nous aurons
occafion d'en parler.

§. XXIV.

Les huiles étherées mêlées avec les forts acides,
particuliérement avec l'acide vitriolique , fe changent aifément en réfine ; les huiles graffes ou onctueufes forment avec le même acide ou avec l'a-
cide nitreux ou quelqu'autre , une graiffe ; & du
mélange des unes & des autres avec un alkali fixe ,
fe forment les favons ; d'où l'on voit clairement &
tout d'un coup , que toutes les réfines font compofées d'un acide fort , le plus fouvent vitriolique,

& d'une huile éthérée avec lefquels fe trouve ordinairement un peu de phlegme, & une plus ou
moins grande quantité de terre qu'il ne faut point
confondre avec la terre très-tendre qui entre dans
la compofition de l'huile même ; que la graiffe
des animaux eft compofée d'huile effentielle onctueufe, d'acide, d'une portion de terre & d'eau.
Les bitumes minéraux different auffi très-peu des
réfines rélativement à leurs principes , excepté
qu'au lieu d'huile végétale éthérée très-fubtile , il
entre dans leur compofition une huile particuliere , minérale , connue fous le nom de pétreole ou
de naphte , & toujours un acide vitriolique.

§. X X V.

De même que les réfines, les bitumes, les
graiffes & les fucs gelatineux des animaux, font
effentiellement compofés d'huile fubftantielle &
en outre les deux premieres, d'une fubftance éthérée ou fort analogue à une fubftance éthérée , &
les deux derniers, d'une fubftance huileufe plus
épaiffe ; de même, les gommes & les mucilages des
végétaux réfultent du mélange intime d'une fubftance inflammable , très-fimple ou huileufe , mais
très-fubtile , & d'une grande portion de fubftance
terreufe , faline & aqueufe ; c'eft pourquoi les
gommes & les mucilages fe réfolvent facilement
dans l'eau , & qu'au contraire, ils ne fe peuvent
mêler avec les efprits de vin les mieux rectifiés.

§. XXVI.

C'en eſt aſſez de ce que nous avons dit juſqu'à
préſent des corps concrets principalement formés
par le principe inflammable, paſſons maintenant
à un examen plus détaillé du principe ſalin. Ce
principe, de même que le principe inflammable,
eſt ſi ſubtil, ſi pur & rélativement ſi ſimple, qu'i
ſe dérobe entiérement à nos ſens, & que nous ne
le pouvons reconnoître, à moins qu'il ne ſoit étroitement uni & intimement mêlé avec une terre très-
ſubtile & l'eau, & que par ce moyen il ne produiſe
le ſel primitif ou primordial ; qu'au moyen de ce
même véhicule, il ne paſſe dans d'autres concrétions plus groſſieres, ſalines, corporelles, compoſées & décompoſées. *Becher*, *Stahl* & leurs Sectateurs, penſent tout autrement & d'une façon
entiérement oppoſée ſur les élémens & la formation du ſel primordial. *Stahl* s'eſt d'abord uniquement attaché à démontrer qu'on ne pouvoit trouver aucun principe proprement & abſolument ſalin, mais ſeulement un ſel primitif, non pas formé
du mélange intime de quelque principe ſalin
particulier avec l'eau & une terre très-ſubtile,
mais ſeulement de l'eau & de la terre primordiale
jointes enſemble d'une façon particuliere, & qui
conſéquemment ſe pouvoit réſoudre en ces deux
élémens. Mais quoique les expériences que *Stahl*
& *Kunckel* rapportent pour la confirmation de

cette hypothese, prouvent clairement que le sel
même le plus subtil contient beaucoup d'eau & de
terre, & que le concours de ces deux principes est
indifpenfablement néceffaire pour produire un fel
corporel; que bien plus, ce n'eft en partie que de
l'eau & de la terre : on n'eft cependant point au-
torifé par-là à conclure que les feuls principes
aqueux & terreux puiffent former un vrai fel ; car
quoique le réfultat de ces expériences ne fourniffe
aucun principe falin, pur, ni qu'on puiffe regarder
en particulier comme tel ; il eft néanmoins croya-
ble qu'après la féparation des élémens, ce principe
s'eft en partie fi intimement mêlé avec la terre,
qu'il n'en eft refté aucun veftige fenfible ; & que
d'un autre côté, dégagé de tout ce qui le pouvoit
concentrer, débarraffé des autres principes, enfin
rendu à fa fimplicité, à fa pureté & à fa fubtilité
fpiritueufe, il a infenfiblement pénétré à travers
des jointures des vaiffeaux quelque bien lutés qu'ils
puffent être, & s'eft enfin diffipé dans l'atmofphere, fans laiffer aucune marque d'érofion, qui
n'eft ordinairement l'effet que des fels groffiers &
corporels ; car à quoi bon refufer à ce principe cette
évaporation infenfible, pendant que nous fommes
obligés de l'accorder au principe inflammable,
qui par un mouvement de chaleur & igné, pénetre les corps les plus denfes & les plus durs, de
même que la matiere magnétique & étherée,

puifqu'enfin nous trouvons des liquides falins fi fubtils, qu'ils pénetrent les jointures des vaiffeaux quelque bien lutés qu'ils puiffent être ?

§. XXVII.

L'efprit de fel concentré de *Glaubert* fait de fel ordinaire bien fec & d'huile de vitriol, nous en fournit entr'autre un exemple ; cet efprit dans la diftillation pénetre les luts denfes & épais, avec la même facilité que l'eau paffe au travers d'un ta-mis ; de forte que d'une livre de fel, il fe trouve quelquefois à peine quelques dragmes d'efprit dans le récipient, qui, quoiqu'il foit encore mê-langé d'une affez grande quantité de phlegme, eft cependant fi fubtil & fi volatil, que lorfqu'on vient à ouvrir le vaiffeau, il s'évapore en l'air fous la forme d'une vapeur blanchâtre, & qu'une ou deux gouttes feulement verfées fur une pierre & qui fe diffipent auffi vîte que le foufle, rempliffent telle-ment l'appartement de leurs vapeurs, qu'on peut également les voir & les fentir affez. Cependant *Stahl* rapporte que les matieres qu'il avoit em-ployées dans ces expériences, n'avoient rien perdu de leur poids, & qu'après en avoir tiré la terre & l'eau, il avoit également retrouvé le même poids d'acide vitriolique & d'huile étherée, d'où il con-cluoit qu'il ne s'étoit fait aucune évaporation : mais il faut faire attention ici premiérement, que le vrai principe falin, exactement dégagé de toute

ſubſtance hétérogene , & conſéquemment conſideré dans ſa plus grande pureté , ne peſe que très-
peu , de même que le phlogiſtic du ſoufre commun , qui contient cependant une plus grande
quantité de principe inflammable que de tous les
autres. Secondement , que la terre morte qui reſte
après la diſtillation , contient infailliblement dans
ſon mêlange une grande partie d'acide , & eſt conſéquemment devenue trop compacte & par la
même raiſon trop peſante , pour qu'on ſe puiſſe
appercevoir du défaut de cette portion , à peu près
comme on le peut obſerver dans le minium , qui
eſt un peu plus peſant que le plomb dont on l'a
tiré par la calcination , quoiqu'on reconnoiſſe ſen-
ſiblement qu'il eſt dépoüillé de ſon principe inflammable , & conſéquemment qu'il y ait une
diminution évidente de matiere. Quoiqu'il en ſoit ,
j'abandonnerai volontiers mon ſentiment , ſi quelque Chymiſte me montre & démontre , ou au
moins prouve par un raiſonnement ſolide & point
du tout contradictoire , qu'on peut faire de vrai ſel
avec de la terre & de l'eau ſeulement. En effet , il
eſt peu important ſi le ſel primitif dont perſonne
ne nie l'exiſtence , eſt compoſé de terre & d'eau
ſeulement , ou de quelque principe ſalin particulier & de terre.

§. XXVIII.

Differentes obſervations & differentes expériences nous font affez connoître que le fel primitif diftribué en très-grande quantité dans toute l'étendue de l'atmofphere, fous la forme d'un fluide très-fubtil & très-mobile, eft compofé de particules aigues, roides, naturellement acides, & à peu près de la nature de l'acide vitriolique ; voici ce qui le prouve : C'eft que fi l'on expofe quelque fel alkali fixe à l'air libre, mais néanmoins dans un endroit couvert, & qu'on l'y laiffe pendant une année ou davantage, il s'y forme des criftaux falins parfaitement femblables à ceux du tartre vitriolé, quant à leur goût, à leur forme & à leur nature ; de forte qu'à la fuite du tems, toute la maffe du fel alkali fe change, pour ainfi dire, entiérement en criftaux & enfin en un fel neutre parfait. On trouve dans le *Mifcellanea* des curieux de la nature des obfervations très-utiles & fort intéreffantes fur cette matiere ; c'eft *Valentini* & *Grimmius* qui les ont communiquées. Le premier dit que *Molter*, autrefois Médecin Praticien, avoit un morceau de vitriol de Mars, qui s'étoit formé de lui-même dans de la limaille de fer expofée depuis quelque tems à l'air, fans le concours d'aucun acide ordinaire ; l'autre rapporte que pendant qu'il demeuroit dans l'Inde, il faifoit quelquefois ramaffer de la rofée de grand matin avant le lever du foleil par des gens qu'il prépofoit à cet effet, & qu'il fut fort furpris de lui trouver un goût falé,

acidule & un peu vitriolé. Il en fit filtrer & évaporer à feu léger ; & lorfqu'elle fut concentrée, il en
tira une liqueur pefante, de couleur jaunâtre, très-
faline & vitriolée. Il s'en fervit avec fuccès pour
faire plufieurs diffolutions, il en verfa quelques
gouttes fur de l'or qui firent précipiter une poudre
jaunâtre, fans que pour cela l'or perdît beaucoup
de fon poids. L'argent fe diffolvoit plus aifément
dans cette liqueur, de même que le cuivre qui
dans l'évaporation formoit une queue de paon,
felon les termes de l'Auteur. Le fer s'y changeoit
en vitriol doux. L'étain, le plomb & le mercure,
laiffoient une liqueur blanche, qui donnoit par la
diftillation un efprit femblable à celui de vinaigre
diftillé, mais beaucoup plus fort ; après quoi il
reftoit dans le col de la retorte un fel criftalin
blanc, qui s'y étoit fublimé de même que le mercure fublimé, & au fond un fel femblable au fel
marin.

§. XXIX.

On doit regarder ce fel primitif ou cet acide
aërien, qui de même que le phlogiftic, retour-
ne de nouveau dans l'atmofphere après l'embrafement & l'exhalaifon continuelle des corps, comme le vrai principe & la principale fource de tous
les fels, & d'où tous les autres fels corporels, acides, alkalis ou neutres, tirent leur origine pro-
chaine ou éloignée, c'eft-à-dire, immédiatement

ou médiatement, par un méchanisme plus ou moins composé, & par une union plus ou moins étroite avec l'eau, les terres, & les substances huileuses ou inflammables plus subtiles ; puisqu'on compose les sels alkalis fixes, d'une abondante quantité de terre soluble, de peu d'acide, & d'une pareille petite quantité de matiere inflammable, onctueuse ou huileuse, qu'on mêle aux autres principes au moyen d'un feu violent. Si ensuite, ou dès la premiere opération, on ajoûte une plus grande quantité de substance huileuse & grasse, ou du moins de substance inflammable plus subtile, il en résulte un sel alkali, volatil ou urineux ; & enfin du mélange d'un sel acide avec un alkali, on forme le sel neutre, de façon néanmoins qu'après l'union de l'acide & de l'alkali volatil ou urineux, les sels ammoniacaux, & après un mélange convenable & une cohésion plus intime de l'acide & de l'alkali fixe, les sels neutres vulgaires en deviennent beaucoup plus fixes, comme nous aurons occasion de le faire voir plus amplement dans les Sections suivantes dans lesquelles nous traiterons en particulier des sels alkalis & neutres.

§. X X X.

Il nous reste encore à parler des deux derniers principes chymiques des corps, sçavoir, de l'eau & de la terre qu'on appelle ordinairement élémens passifs, non pas strictement & absolument, mais du

moins hypothétiquement & rélativement. L'eau
confiderée en maſſe très-pure, c'eſt-à-dire, dégagée de tout autre corps hétérogene, eſt un fluide
humide, très - mobile, exhalable, tranſparent,
très-poreux, ſans goût, ſans odeur & ſans couleur;
de même qu'un criſtal très-pur, elle ſe raréfie aiſément par la chaleur & s'éleve en vapeurs très-
ſubtiles, mais cependant impénétrables à quelque
épreuve qu'on la puiſſe ſoumettre, d'où l'on reconnoît aſſez que cet élément eſt compoſé de corpuſcules très-petits, très-durs, ſphéroïdes, très-
ſuſceptibles d'un mouvement inteſtin continuel à
un certain dégré de chaleur.

§. X X X I.

Differentes obſervations & diverſes expériences
chymiques nous apprennent, que ce principe eſt
inhérent à la plûpart des corps compoſés des trois
régnes, tant organiſés que mixtes, & même qu'il
concourt à la formation de chacun d'eux; c'eſt là
ce qui nous empêche de conclure avec *Van-Hel-*
mont & ſes Sectateurs, que l'eau ſoit l'unique & le
premier de tous les élémens; mais ſeulement que
dans la formation des corps compoſés, elle eſt le
véhicule des autres principes; qu'elle attire & introduit ces mêmes principes, également que les mo-
lecules corporelles de differente nature qu'elle contient en elle-même, & qu'elle s'échape enſuite par
l'évaporation en les lâchant après s'en être ſéparée.

§. XXXII.

La terre primordiale pure, ou le quatriéme élément chymique des corps & la principale matrice
de tous les autres, ou plutôt la feule bafe *indeftruc-*
tible des folides, eft une fubftance infipide, fans
odeur, molle, très-féche & naturellement très-fixe
au feu. Le feu même le plus violent ne peut la
rendre fluide, ni la faire évaporer ; elle ne peut
non plus fe diffoudre dans l'air, dans l'eau & les
menftrues aqueux inflammables, à moins qu'elle
ne foit mêlée à quelque principe falin, & que par
ce moyen dépoüillée de fa fimplicité & de fa pureté
élémentaire, elle ne fe foit convertie en une fubftance terreufe, faline & concrete. On ne trouve
nulle part dans le globe terreftre, cette terre élémentaire très-pure ; elle eft toujours differemment
mêlée avec les autres principes ; on peut cependant par differentes opérations chymiques la tirer
des corps des trois regnes, & la faire voir féparément dégagée des autres principes.

§. XXXIII.

Quoique la terre élémentaire pure foit naturellement très-fixe au feu, fes atômes font néanmoins
très-petits, & peuvent s'élever en l'air & y flotter
librement à leur gré avec les autres exhalaifons,
principalement lorfque l'air eft dans une grande
agitation, ou qu'ils font adhérens à quelques corpufcules gras, inflammables, aqueux & falins,

Section I.   G

qui les entraînent avec eux lorsqu'ils s'élevent dans l'atmosphere. En effet, les atômes terreux, plus ordinairement connus sous le nom d'atômes solaires, paroissent être cette même terre pure élémentaire, ou du moins en approcher beaucoup. Ces atômes sont quelquefois visibles sous la forme d'une masse corporelle, continuellement agitée dans l'air, lorsqu'on laisse pénétrer les rayons du soleil dans une chambre obscure par un petit trou seulement. On peut même arrêter leur mouvement & en ramasser, en étendant quelque piéce d'étoffe très-noire dans une chambre propre & bien fermée ; alors on voit en peu de tems cette étoffe couverte d'une poudre terreuse, très-subtile, de couleur de cendre.

§. XXXIV.

Ces atômes terreux, dispersés & abandonnés à eux-mêmes dans l'air, se mêlent à l'eau de pluye, à la rosée, &c., & tombent avec eux sur notre globe : c'est pourquoi il se trouve dans ces eaux météoriques, quoique ramassées en plein air & d'un tems calme, lorsqu'elles commencent à se gâter, on trouve, dis-je, entr'autres matieres, une certaine terre très-subtile, blanche, sans odeur, sans goût, molle, qui n'est soluble ni dans l'eau, ni dans l'huile, ni au feu. Cette terre a beaucoup de rapport à celle que l'on tire en chymie des cendres des plantes & des os calcinés des animaux,

TABLE

DES DIFFÉRENS RAPPORTS

Observés entre différentes substances.

1	2	3	4	5	6	7	8
Les Esprits acides.	L'Acide du sel marin.	L'Acide du nitre.	L'Acide du vitriol.	Le Sel alcali fixe.	Le Soufre commun.	Le Mercure.	Les Substances métalliques.
Les Sels alcalis fixes.	L'Etain.	Le Fer.	Le Principe sulphureux & huileux.	L'Esprit de vitriol.	L'Alcali fixe.	L'Or.	L'Esprit de sel.
Les Sels alcalis volatils.	Le Régule d'antimoine.	Le Cuivre.	Les Alcalis fixes.	L'Esprit de nitre.	Le Fer.	L'Argent.	L'Esprit de vitriol.
Les Terres absorbantes.	Le Cuivre.	Le Plomb.	Les Alcalis volatils.	L'Esprit de sel.	Le Cuivre.	Le Plomb.	L'Esprit de nitre.
Les Substances métalliques.	L'Argent.	Le Mercure.	Les Terres absorbantes.	Le Vinaigre distillé.	L'Etain.	Le Cuivre.	Le Vinaigre distillé.
	Le Mercure.	L'Argent.	Le Fer.	Le Soufre commun.	Le Régule d'antimoine.	L'Etain.	
			Le Cuivre.		Le Mercure.	Le Régule d'antimoine.	
			L'Argent.		L'Or.		

9	10	11	12	13	14	15	16
Les Terres absorbantes.	Le Sel volatil alcali.	Le Plomb.	Le Cuivre.	L'Argent.	Le Fer.	Le Régule d'antimoine.	L'Eau.
L'Esprit de vitriol.	L'Esprit de vitriol.	L'Argent.	Le Mercure.	Le Plomb.	Le Régule d'antimoine.	Le Fer.	L'Esprit de vin.
L'Esprit de nitre.	L'Esprit de nitre.	Le Cuivre.	La Pierre calaminaire.	Le Cuivre.	L'Argent.	L'Argent.	Le Sel.
L'Esprit de sel.	L'Esprit de sel.				Le Cuivre.	Le Cuivre.	
					Le Plomb.	Le Plomb.	

foit par le moyen des lotions ou des leffives, &
on s'en fert ordinairement pour faire les creu-
fets ; elle a auffi beaucoup de reffemblance à la
terre que l'on tire de la fuye : en effet , la fumée
qui s'éleve de l'embrafement des bois produit en
s'accrochant peu à peu une fuye épaiffe , qui dans
les travaux chymiques, outre le phlegme, le fel &
l'huile , donne auffi beaucoup de terre morte , qui
bien lavée & calcinée , ne produit plus que cette
terre très-pure.

Pour préfenter tous ces principes fous un point
de vûe général , nous avons jugé à propos de join-
dre ici la Table des rapports que feu M. *Geoffroi* ,
Docteur en Médecine , a inférée dans les Mémoires de l'Académie Royale des Sciences ann. 1718. ,
& les éclairciffemens qu'il en a donné ann. 1720.
On y trouve les dégrés d'affinités de certains corps,
que l'on doit indifpenfablement connoître pour
pouvoir plus aifément unir ou féparer les corps
que l'on deftine à ces opérations. Cette Table
d'ailleurs eft d'une très-grande utilité pour les préparations chymiques ; il faut néanmoins la ref-
traindre à certains fujets, comme on l'a très-am-
plement prouvé dans les *Mifcellanea* de la Societé
royale de Berlin, Cont. II. p. 87. & fuivantes.

Cependant comme il eft effentiel de n'induire
perfonne en erreur, nous ne laifferons pas , à mefure que nous expliquerons les affinités indiquées

par M. *Geoffroi* , de faire mention des principales
objections dont elles font fufceptibles ; nous en
ajoûterons auffi un très-petit nombre de nouvelles,
& feulement de celles qui font élémentaires & les
mieux conftatées. Ce font là les propres termes de
M. *Macquer* , duquel nous tirons l'explication de
cette Table.

La premiere ligne de la Table de M. *Geoffroi* ,
comprend différentes fubftances qu'on employe
en chymie. Au-deffous de chacune de ces fubftances , font rangées par colonnes differentes
matieres comparées avec elles , dans l'ordre de
leur rapport avec cette premiere fubftance ; en
forte que celle qui en eft la plus proche , eft celle
qui a le plus de rapport , ou celle qu'aucune des
fubftances qui font au-deffous , ne fçauroit en dé-
tacher , mais qui les détache toutes lorfqu'elles y
font jointes , & les écarte pour s'unir à elle. Il en
eft de même de celle qui occupe la feconde place
d'affinité , c'eft-à-dire, qu'elle a la même proprieté
à l'égard de toutes celles qui font au-deffous d'elle ,
& qu'elle ne le céde qu'à celle qui eft au-deffus , &
ainfi de toutes les autres.

On voit à la tête de la premiere colonne le caractere qui défigne l'acide en général. Immédiatement au-deffous de ce figne , on voit celui de l'alkali fixe , qui a été placé là comme la fubftance
qui a avec l'acide la plus grande affinité. Après

l'alkali fixe, on voit l'alkali volatil, dont l'affinité avec l'acide ne le céde qu'à l'alkali fixe. Ensuite viennent les terres absorbantes, & enfin les substances métalliques. De-là il suit qu'un alkali fixe uni à l'acide, ne peut en être séparé par aucune substance ; qu'un alkali volatil uni à l'acide, ne peut en être séparé que par l'alkali fixe ; qu'une terre absorbante combinée avec un acide, peut en être séparée par un alkali fixe ou volatil ; qu'enfin une substance métallique quelconque, combinée avec un acide, peut en être séparée par les alkalis fixes & volatils, & par les terres absorbantes.

Il y a plusieurs remarques importantes à faire sur cette premiere colonne. Premiérement, il est trop général de dire qu'un acide quelconque a avec l'alkali fixe plus d'affinité qu'avec aucune autre substance : aussi M. *Geoffroi* a-t'il fait une exception pour l'acide vitriolique ; & l'on voit à la quatriéme colonne, à la tête de laquelle se trouve cet acide, le signe du phlogistic placé au-dessus de celui de l'alkali fixe, comme ayant plus de rapport avec l'acide vitriolique que l'alkali fixe. Cela est fondé sur la fameuse expérience, suivant laquelle on décompose le tartre vitriolé & le sel de Glaubert, par l'interméde du phlogistic, qui sépare les alkalis fixes de ces sels neutres, & s'unit avec l'acide vitriolique qu'ils contiennent, pour former du soufre.

Secondement, la détonnation & la décomposition
du nitre, par le contact d'une matiere inflammable
quelconque actuellement embrasée, & l'opération
par laquelle on fait le phosphore, qui n'est qu'une
décomposition du sel marin dont l'acide quitte sa
base alkaline pour se combiner avec le phlogistic, fourniffent des motifs très-forts de croire que
ces deux acides ont, auffi bien que le vitriolique,
une plus grande affinité avec le phlogistic,
qu'avec les alkalis fixes. Enfin plusieurs expériences indiquant que les acides végétaux ne font que
les mineraux déguisés & affoiblis, on peut soup-
çonner avec affez de fondement que l'acide en
général a plus de rapport avec le phlogistic
qu'avec les alkalis fixes ; & qu'ainfi au lieu de faire
une exception pour l'acide vitriolique, il feroit
peut-être mieux d'établir cette affinité comme générale, par rapport à un acide quelconque, & de
placer dans la premiere colonne le figne du phlogiftic, immédiatement au-deffous de celui de
l'acide. Cette théorie demande cependant à être
confirmée encore par d'autres expériences.

M. *Margraaf*, fçavant Chymifte Allemand, a
fait plusieurs expériences qui lui font croire que
l'acide du phofphore eft d'une efpéce particuliere,
& diffère de celui du fel marin. Peut-être eft-ce
l'acide marin, mais altéré par l'union qu'il a contractée avec le phlogiftic ? peut être eft-il à l'égard

du phofphore ce qu’eſt l’eſprit ſulphureux volatil par rapport au ſoufre ? Voyez les Mémoires de l’Académie des Sciences de Berlin.

Troiſiémement, dans cette même colonne le ſigne de l’alkali volatil eſt placé au-deſſus de celui des terres abſorbantes , comme ayant plus d’affinité qu’elles avec l’acide ; & cependant ces mêmes terres abſorbantes décompoſent les ſels ammoniacaux , détachent l’alkali volatil des acides , & ſe ſubſtituent à leur place. Cette objection eſt une des premieres qu’on ait faites contre la Table de M. *Geoffroi*. Il y a répondu par un Mémoire imprimé dans le Volume de ceux de l’Académie des Sciences de l’année 1720. ; & differentes expériences font voir que l’affinité de l’alkali volatil avec les acides , eſt un peu plus grande que celle des terres abſorbantes & des ſubſtances métalliques.

Quatriémement , M. *Geoffroi* , Membre de l’Académie des Sciences , frere de l’Auteur de la Table des affinités , & qui ne fait pas moins d’honneur à la chymie que cet illuſtre Médecin , a donné en 1744. un Mémoire , qui contient une exception à la derniere des affinités de notre premiere colonne , je veux dire celle qui place les terres abſorbantes au-deſſus des ſubſtances métalliques. Il a fait voir dans ce Mémoire , que l’alun peut être converti en vitriol de Mars , en le faiſant boüillir dans des vaiſſeaux de fer ; que le fer précipite la terre de

l'alun dans cette occasion, la sépare de l'acide &
se substitue à sa place, & par conséquent paroît
avoir plus d'affinité avec l'acide vitriolique, que la
terre absorbante de l'alun.

A la tête de la seconde colonne, on voit le signe
de l'acide marin qui dénote, que c'est des affinités
de cet acide qu'il est question dans cette colonne.
Immédiatement au-dessous, est placé le signe de
l'étain. Comme c'est une substance métallique &
que les substances métalliques sont placées les
dernières en affinités dans la première colonne
qui exprime celle d'un acide quelconque, il est
clair qu'il faut supposer ici, au-dessus du signe de
l'étain, les terres absorbantes, les alkalis volatils
& les alkalis fixes. L'étain est donc de toutes les
substances métalliques, celle qui a la plus grande
affinité avec l'acide marin, ensuite le régul d'antimoine, puis le cuivre, l'argent & le mercure.
L'or est placé le dernier de tous, & même il y a
deux cases de vacantes au-dessus de lui ; il est en
quelque sorte par ce moyen hors du rang des substances qui ont affinité avec l'acide marin. La
raison de cela est que cet acide seul est incapable
de dissoudre l'or & de se combiner avec lui ; il a
besoin nécessairement de l'acide nitreux, ou au
moins du phlogistic pour y parvenir.

La troisiéme colonne représente les affinités de
l'acide nitreux. Le signe qui le désigne se trouve à

la tête. Immédiatement au-deſſous, ſe trouve celui du fer, comme celui de tous les métaux qui a la plus grande affinité avec cet acide. Puis d'autres métaux, ſuivant l'ordre de leur rapport, ſçavoir le cuivre, le plomb, le mercure & l'argent. On doit ſuppoſer dans cette colonne, comme dans la précédente, les ſubſtances qui ſont au-deſſus des matieres métalliques dans la premiere colonne, placées ſuivant leur ordre avant le fer.

La quatriéme colonne eſt deſtinée à exprimer les affinités de l'acide vitriolique. Ici M. *Geoffroi* a placé le phlogiſtic, comme la ſubſtance qui a la plus grande affinité avec cet acide, par la raiſon que nous en avons donnée en expliquant la premiere colonne. Il a placé au-deſſous les alkalis fixes, volatils & les terres abſorbantes, pour marquer que c'eſt une exception à cette premiere colonne. A l'égard des ſubſtances métalliques, il n'en a mis que trois, qui ſont celles avec leſquelles l'acide vitriolique a les affinités les plus marquées : ces métaux ſont ſuivant l'ordre de leur rapport, le fer, le cuivre & l'argent.

Il eſt queſtion dans la cinquiéme colonne des affinités des terres abſorbantes. Comme ces terres n'ont d'affinités marquées, qu'avec les acides, on voit ici ſimplement les ſignes des acides placés ſuivant leur dégré de force, ou leur plus grande affinité avec les terres ; ſçavoir l'acide vitriolique, le nitreux & le marin. On pourroit placer au-deſſous de celui-ci, le ſigne de l'acide du vinaigre, ou des acides végétaux.

La ſixiéme colonne repréſente les affinités des alkalis fixes avec les acides, qui ſont les mêmes que celles des terres abſorbantes. On y trouve de plus le ſoufre placé au-deſſous de tous les acides, parce que le foye de ſoufre, qui eſt une combinaiſon du ſoufre avec un alkali fixe, eſt effectivement décompoſé par un acide quelconque, qui précipite le ſoufre & ſe joint avec l'alkali.

On pouvoit placer ici immédiatement au-deſſus du ſoufre, un ſigne qui déſignât l'eſprit ſulphureux volatil, parce qu'il a, de même que le ſoufre, moins d'affinité avec les alkalis fixes que tout autre acide. On pourroit auſſi placer les huiles à côté du ſoufre, parce qu'elles s'uniſſent aux alkalis fixes & forment avec elles des ſavons, qui ſont décompoſés par un acide quelconque.

La ſeptiéme colonne exprime les affinités des alkalis volatils, elles ſont les mêmes que celles des terres abſorbantes. On pourroit auſſi par la même raiſon placer au-deſſous de l'acide marin les acides végétaux.

La huitiéme colonne expoſe les affinités des ſubſtances métalliques avec les acides. Ici l'ordre des rapports des acides, qui s'eſt trouvé le même pour les alkalis fixes, les alkalis volatils & les terres abſorbantes ſe trouve dérangé. L'acide ma-

rin au lieu d'être placé au-deſſous des acides vitrio-
liques & nitreux, ſe trouve au contraire le premier
en tête, parce qu'effectivement cet acide ſépare
les ſubſtances métalliques de tous les autres acides
avec leſquels elles peuvent être jointes, & prend
la place de ces acides auſquels il fait quitter priſe ;
cette régle n'eſt pourtant pas générale, il faut en
excepter pluſieurs ſubſtances métalliques, ſurtout
le fer & le cuivre.

On voit dans la neuviéme colonne les affinités
du ſoufre. L'alkali fixe, le fer, le cuivre, le plomb,
l'argent, le régul d'antimoine, le mercure & l'or
ſont placés au-deſſous de lui, ſuivant l'ordre de
leurs affinités. Il faut remarquer à l'égard de l'or,
qu'il ne peut s'unir avec le ſoufre pur, & qu'il ne ſe
laiſſe diſſoudre que par le foye de ſoufre, qui eſt
comme on ſçait une combinaiſon de ſoufre & d'alkali fixe.

A la tête de la dixiéme colonne ſe trouve le
mercure, & au-deſſous de lui differentes ſubſtances métalliques ſuivant l'ordre de leurs affinités
avec lui. Ces ſubſtances métalliques ſont l'or,
l'argent, le plomb, le cuivre, le zinc & le régul
d'antimoine.

Il eſt bon d'obſerver au ſujet de cette colonne,
que le regul d'antimoine, qui eſt placé le dernier,
ne s'unit que très-imparfaitement avec le mercure,
& que lorſqu'on eſt parvenu à faire contracter une

union apparente à ces deux fubftances métalliques; en les triturant long-tems enfemble, & y ajoûtant de l'eau, cette union n'eft pas de longue durée. Elles fe féparent d'elles-mêmes l'une de l'autre quelque tems après, on ne trouve point ici le fer & l'étain; le premier avec raifon, car jufqu'à préfent il n'y a aucune expérience connue par laquelle il foit conftant qu'on ait combiné le mercure avec ce métal. Mais il n'en eft pas de même de l'étain, qui s'amalgame fort bien avec le mercure, & qui pourroit être dans cette colonne environ entre le plomb & le cuivre. Je dis environ, car les differens dégrés d'affinités des fubftances métalliques avec le mercure, ne font pas fi bien déterminées que les autres rapports dont nous avons parlé jufqu'à préfent, attendu qu'elles s'uniffent avec lui pour la plûpart, fans s'exclure les unes les autres. On ne peut donc guere juger de leur dégré d'affinité, que par la facilité plus ou moins grande qu'elles ont à s'amalgamer avec lui.

La onziéme colonne marque que l'affinité du plomb eft plus grande avec l'argent qu'avec le cuivre.

La douziéme, que celle du cuivre eft plus grande avec le mercure qu'avec la pierre calaminaire.

La treiziéme, que celle de l'argent eft plus grande avec le plomb qu'avec le cuivre.

La quatorziéme contient les affinités du fer. Le

régul d'antimoine est placé immédiatement au-
dessous, comme la substance métallique qui a là
plus grande affinité avec lui. On voit au-dessous
du fer, dans la même case, l'argent, le cuivre &
le plomb, parce que les dégrés d'affinités de ces
métaux avec le fer ne sont pas absolument bien
déterminés.

Il en est de même de la quinziéme colonne, le
régul d'antimoine est à la tête, le fer est immédiatement au-dessous, & les trois mêmes métaux
dans une même case au-dessous du fer.

Enfin la seiziéme indique que l'eau a plus d'affinité avec l'esprit de vin qu'avec le sel. Par cette
expression générale, il ne faut point entendre une
substance saline quelconque, mais seulement les
sels neutres que l'esprit de vin sépare d'avec l'eau
qui les tient en dissolution. Les alkalis fixes au
contraire & les acides minéraux ont plus d'affinité
avec l'eau que l'esprit de vin. Ces substances salines,
bien déphlegmées & mêlées avec l'esprit de vin,
se chargent de l'eau qu'il contient & le déphleg-
ment lui-même.

On pourroit encore ajoûter une petite colonne
à la tête de laquelle seroit l'esprit de vin ; immédiatement au-dessous seroit le signe de l'eau, &
après l'eau le signe de l'huile. Cette colonne indi-
queroit que l'esprit de vin a plus d'affinité avec
l'eau qu'avec les huiles, parce qu'effectivement

une matiere huileufe quelconque , que l'efprit de
vin tient en diffolution , peut en être féparée par
le moyen de l'eau ; il n'y a d'exception à cette loi
que dans un feul cas, qui eft celui où la fubftance
huileufe participeroit de la nature du favon , par
l'union qu'elle auroit contractée avec une matiere
faline.

Voilà ce que nous avons à dire de plus important fur la Table des affinités de M. *Geoffroi*. Elle
eft , comme nous avons dit, d'une très-grande
utilité pour raffembler fous un feul point de vûe la
plûpart des vérités contenues dans ce Traité.

MATIERE MÉDICALE.

SECTION SECONDE.

MATIERE

MATIERE MÉDICALE.

SECTION SECONDE.

Des Mixtes insipides terreux & terreo-gélatineux.

CHAPITRE PREMIER.

De la Nature & des Principes des terreux.

§. I.

Tachenius, *Sylvius*, & presque tous leurs autres Sectateurs, qui prétendent que toutes les maladies tirent leur origine d'un acide préternaturel ou d'une cause très-commune, ont introduit dans le siécle passé dans la matiere médicale bien des *Terreux* alkalis & d'un autre genre. Bientôt le caprice en augmenta le nombre. On eut tant d'ardeur à enrichir sur les découvertes des remédes, qu'ils se sont multipliés à l'infini.

Ce n'a pas encore été assez jusqu'à présent de
travaux de quelques modernes, qui se sont fait un
principe de rechercher plus scrupuleusement le
caractere & les vertus des médicamens pour dé-
broüiller ce cahos. Voici ce qui en a empêché ;
les partisans de ces espéces d'héréfies médicinales
ont fait tout ce qu'ils ont pû pour défendre & soutenir ce qu'ils en croyoient & ce qu'ils en ont voulu
persuader aux autres. Qu'on ne présume cependant
pas sur ce que j'en dis ici, que je veüille entiérement condamner l'usage de ces sortes de médicamens terreux ; je pense simplement qu'il est à propos d'avertir, pour pouvoir avec ceux qui font
bien instruits des vrayes vertus des médicamens,
renfermer leurs usages dans des bornes plus étroites & détruire entiérement l'abus qu'on en fait ;
abus qui n'a sa source que dans l'ignorance & les
fausses hypothéses.

§. II.

La nature nous fournit dans ses trois régnes des
médicamens terreux, insipides, sans odeur, qu'on
appelle ordinairement absorbans, précipitans, &
même alkalis à cause de quelques rapports qu'ils
ont avec les sels alkalis, quant à leurs proprietés,
leurs effets & leur convenance. Le régne minéral
& l'animal en fournissent beaucoup, & on en tire
très-peu du végétal ; en effet, excepté les coraux &
quelqu'autres plantes presque marines, sembla-

bles, imparfaites & pierreuses; à peine trouve-
t'on parmi les végétaux simples & cruds, c'est-à-
dire, qui n'ont encore souffert aucune calcination,
aucune dissolution ; à peine, dis-je, trouve-t'on
des terreux que l'on puisse rapporter aux vrais
alkalis.

§. III.

Ces concrets secs & durs, sont formés d'une
vraye terre plus fine dans les uns, plus grossiere &
plus brute dans les autres, & d'un peu de substance
glutineuse ou gélatineuse animale, ou onctueuse,
telle qu'on l'observe dans les minéraux. Ces concrets conservent cette tissure solide & leur figure
spécifique, tant que la matiere glutineuse placée
entre les particules terreuses unit & incorpore ces
particules. Mais une fois qu'on a enlevé cette substance agglutinative au moyen d'un menstrue convenable, ou plus violemment encore, & ce qui
réussit plus facilement, une fois qu'on en a chassé
& détruit cette substance en faisant passer ces
concrets nuds par le feu, leurs particules sont sur
le champ privées de leur cohésion, ils deviennent
plus friables ; ils s'entr'ouvrent comme les vrayes
chaux terreuses, en conservant néanmoins differens dégrés de tendreté & d'acrimonie : c'est-là
effectivement une observation d'*Hoffman*. Les coquilles d'œufs, suivant cet Auteur, calcinées dans
un vaisseau ouvert, exhalent en grande quantité

une odeur très-fétide , & laissent une chaux insipide , qui fait effervescence avec les acides sans
jetter aucune odeur de soufre. L'os de seche répand de même une odeur puante lorsqu'on le
brûle. Cette odeur est néanmoins plus saline,
qu'empireumatique & huileuse : le reste de l'os
après la calcination, se réduit en une chaux d'une
saveur un peu salée, alkaline , qui fait une très-
grande effervescence avec l'acide vitriolique , &
répand une odeur semblable à celle qui se fait sentir dans la préparation du lait de soufre. Les yeux
d'écrevisse, les coquilles & les huitres exhalent
une vapeur subtile & à peine sensible , sans laisser
aucun vestige d'huile empireumatique ; la chaux
même des yeux d'écrevisse est très-subtile , blanchâtre & bien plus âcre que la chaux vive des huitres & des coraux. Du reste , la saveur manifestement salée & un peu alkaline qui se fait sentir
dans l'os de seche calciné , provient sans doute du
sel marin inhérant en grande quantité à ce corps
porreux. Et ce qui paroît le confirmer, c'est qu'on
entend sûrement une espéce de crépitation dans le
commencement de la calcination, & qu'il se fait
une décrépitation sensible.

§. I V.

Ces corps terreux ne peuvent être domptés par
les huileux ou les spiritueux inflammables , ni par
les sels moyens ou alkalis, ni par les aqueux purs,

mais simplement par les menstrues acides. En effet,
ce que nous dirons ailleurs en parlant des coraux
& du cristal de roche, sur la solution de quelques-
uns de ces médicamens au moyen de l'eau & des
huiles, s'éloigne de beaucoup de la régle ordinaire,
& exige des digestions très-longues ou differentes
opérations chymiques : joignez à cela qu'on les
observe rarement. Il n'est donc que les acides qui
soient propres à résoudre les terreux ; voici comme
cela arrive : Ils s'emparent promptement de la
portion terreuse qui l'emporte de beaucoup sur la
glutineuse ; & sur le champ, par l'effervescence
dans laquelle ils entrent avec elle, ils la rongent &
se changent ensuite avec ses débris en un corps
salé, en perdant entiérement leur premiere âcreté.
On ne doit néanmoins pas croire que ce nouvel
alliage de la terre & de l'acide fournissent un sel
moyen parfait, puisque l'amalgame qui résulte de
cette union, est simplement un corps terreo-salin,
qui peut à la vérité se dissoudre entiérement dans
l'eau, mais qui cependant ne forme jamais de cristaux parfaits, parce qu'ils ne se réunissent enfin
que lorsque l'acide s'unit avec un sel alkali parfait.

§. V.

La dissolution se fait plus ou moins promptement suivant les differens caracteres & le dégré
d'activité de l'acide qui opere cette dissolution, &
eu égard aussi à la diverse tissure & à la densité du

corps à diſſoudre. Non-ſeulement la ſubſtance
terreuſe qui s'en forme imprime ſur la langue
differentes ſaveurs, mais elle produit auſſi dans le
corps divers effets. C'eſt effectivement une obſervation d'*Hoffman*, que les diſſolutions des alkalis
faites par l'eſprit de ſel ont une ſaveur plus amere,
laxative, ſtimulante & apéritive ; que celles qui
ſont faites par l'acide vitriolique ſont preſqu'inſipides, tempérantes, aſtringentes, fortifiantes &
diuretiques. On doit néanmoins avoir égard aux
differens dégrés d'amertume de diverſes diſſolutions faites par le ſel acide par rapport aux differens
corps diſſous. En effet, la diſſolution d'os de
ſeche eſt la plus amere de toutes, celle des coquilles d'œuf l'eſt moins, celle des yeux d'écreviſſe l'eſt moins encore, & la diſſolution des coquillages l'eſt enfin moins que toutes les autres.
Cette difference paroît dépendre ſans doute de
l'inégale quantité d'huile qui entre dans la compoſition de la gelée qui unit les particules terreuſes, puiſque les coquilles d'œuf & l'os de ſeche,
comme nous l'avons obſervé ci-deſſus, exhalent
une odeur plus forte pendant la calcination, &
qu'il entre dans leur compoſition une plus grande
quantité d'huile que dans les yeux d'écreviſſe, &c.

§. V I.

Enfin les perſonnes expérimentées ſçavent que
certains acides attaquent plus promptement que

d'autres ces concrets terreux, & en diſſoudent, toutes choſes d'ailleurs égales, une plus grande quantité. C'eſt ce que prouve l'expérience de M. *Homberg*, dans laquelle avec une once d'eſprit de ſel il a diſſout trois gros d'yeux d'écreviſſe, deux gros de nacre de perles, un gros & cinquante-ſix grains de perles, deux gros & douze grains de coquilles d'huitre, deux gros vingt & un grain de corne de cerf, deux gros & trente-ſix grains de coraux, un gros & quarante-ſix grains de bezoard oriental, un gros & quarante-un grain de bezoard occidental, deux gros & quarante-cinq grains de chaux vive, deux gros & quarante-neuf grains de chaux éteinte. Il a de même avec une pareille quantité d'eſprit de nitre diſſout, une demi once neuf grains d'yeux d'écreviſſe, deux gros cinquante-huit grains de nacre de perle, trois gros trois grains de perle, trois gros vingt grains de coquilles d'huitre, trois gros vingt-huit grains de corne de cerf, trois gros ſept grains de coraux, un gros trente-ſix grains de bezoard oriental, deux gros de bezoard occidental, deux gros trente-ſix grains de chaux vive & trois gros de chaux éteinte.

C H A P I T R E I I.

De la maniere d'opérer & des vertus médicinales
des mixtes, alkalins-terreux.

§. I.

LEs substances terreuses & alkalines, considerées
en elles-mêmes, n'ont qu'une vertu anti-
acide. Ainsi lorsqu'il ne se trouve aucun acide dans
l'estomac & dans les intestins, ces substances ne
produisent aucun effet dans le corps humain ; elles
en produisent bien moins encore, lorsqu'après les
avoir fait prendre en poudre très-subtile, elles se
mêlent au sang & à la lymphe ; ce ne sont que des
terres pures & des chaux fades, qui causent des
pesanteurs dans l'estomac, surtout si on les fait
prendre en grande quantité, & qui sortent avec les
excrémens sans avoir été d'aucune utilité. Quelques-uns en effet pensent que comme les molécules les plus petites de ces sortes de poudres pénetrent avec l'eau le papier broüillard, elles peuvent
de même enfiler avec le chyle & les autres liqueurs
de la premiere coction les vaisseaux lactés pour se
rendre aux humeurs circulantes. Mais en exami-
nant les excrémens, j'ai vû que ces poudres for-
toient avec eux, & que par conséquent elles ne
pouvoient être chariées dans le sang. En effet, cette
croute blanchâtre & très-tendre, qui enduit le fond

& les parois du vaiſſeau dans lequel on a filtré &
fait évaporer l'eau , & dont ſe ſervent les ſauteurs
de cette opinion pour l'appuyer , non-ſeulement
ſe forme lorſque l'eau triturée pendant long-tems
avec les yeux d'écreviſſe pulvériſés , ou tout autre
corps terreux ſemblable , eſt évaporée après la filtration ; mais encore on l'obſerve de même & avec
une pareille épaiſſeur , lorſqu'on a fait évaporer
de l'eau ſimple de fontaine ſans la filtrer. N'eſt-il
donc pas évident de-là que cette croute n'eſt formée que de la matiere terreuſe , dont les eaux de
fontaine ſont ordinairement remplies , laquelle
s'eſt précipitée & attachée au fond & aux parois
du vaſe ?

§. I I.

Nous devons bien autrement juger de l'action
& des vertus des ſubſtances terreuſes , lorſqu'il ſe
trouve une grande quantité d'acide dans les premieres voyes , ſurtout s'il eſt fort ; puiſqu'alors il
les diſſout en les rongeant, & forme par ſon étroite
union avec ces ſubſtances un ſel que les liqueurs
aqueuſes peuvent enſuite facilement diſſoudre &
rendre propre à paſſer dans le ſang. L'eau , en effet ,
comme l'obſerve le *grand Boerhaave* , peut diſſoudre pluſieurs corps terreux , qui n'auroient pû
l'être ſans leur union avec quelqu'acide. Les coquillages , les écailles de poiſſon , les coquilles
d'écreviſſe , de hommar , de limaçon , & des autres

poissons tant de mer que de rivierre, leurs cornes, leurs ongles, leurs os & autres parties semblables, peuvent se dissoudre dans l'eau une fois qu'elles l'ont été par quelqu'acide. Les crayes, les coraux, les perles, la nacre de perle, les pierres calcinées, les cailloux, nous ont depuis long-tems instruit de cette vérité. Il résulte de tout ceci, que cette vertu anti-acide des substances terreuses ne s'étend pas au-delà des voyes de la premiere coction, puisqu'elles ne peuvent sans être dissoutes par un acide s'introduire dans les veines lactées & les autres vaisseaux absorbans, & que d'ailleurs lorsqu'elles sont devenues terreo-salines par la dissolution qu'en a fait l'acide, elles ne font plus propres à absorber l'acide que l'on a intention de détruire, & que se mêlant sous cette forme saline aux humeurs de la circulation, elles agacent simplement & très-légérement les solides ; elles résoudent un peu les fluides épaissis en les incisant doucement, les détergent, & ont par ce moyen une vertu apéritive, diurétique, à la vérité très-foible, diapnoique ou diaphorétique, & même en quelque façon légérement astringente ; d'où il paroît qu'on est dans une très-grande erreur d'imaginer que l'acide, quelquefois disperfé dans la masse du sang & dans la lymphe, puisse être entraîné par ces substances anti-acides.

§. III.

Il s'en trouve cependant, & même parmi les modernes, qui croyent que cela ne peut se faire dans l'estomac sans un mêlange immédiat (ce que *nous avons à peine nié*), ou au moins certainement sans une édulcoration graduée du suc gastrique séparé du sang pour y retourner de nouveau. Je crois pouvoir sans balancer regarder ce raisonnement comme un commentaire ingénieux plutôt que comme une hypothese probable. Qui pourra en effet démontrer solidement que chaque particule âcre, noyée dans toute la masse du sang & de la lymphe, sera successivement séparée dans les glandes de l'estomac avec le suc gastrique, pour y être absorbée & détruite par ces terres alkalines, & que c'est par ce moyen que les humeurs de la circulation sont purgées de leur acrimonie prêter-naturelle ? Bien plus, qui se laissera persuader que les parties nuisibles & salines, qui se forment souvent dans le sang des animaux, sont aussi ordinairement d'un caractere acide, puisqu'il est constaté d'ailleurs que l'acide qui se présente dans les premieres voyes & qui y fait quelquefois la fonction de dis-solvant, se sépare très-rarement du sang & de la lymphe dans les glandes dont nous avons parlé, & qu'il tire ordinairement sa source des alimens solides des végétaux qui sont remplis d'un acide foible ou même plus âcre, & même encore des

boiſſons fermentées , du lait , des laitages & de
toutes ſortes de nourritures de ce genre qui le
charient, ou tout formé avec elles , & le mêlent
ſur le champ avec le ſuc gaſtrique , ou ſimplement
embarraſſé, & il ne ſe développe qu'au moyen d'une
fermentation douce , qu'après avoir reſté pendant
quelque tems dans l'eſtomac ? De quelque ſource
que cet acide puiſſe provenir , il eſt conſtant qu'il
contracte enſuite une plus grande acrimonie, qu'il
s'augmente enfin de plus en plus, ou qu'il ſort par
hazard du foyer où il s'eſt formé , & commence à
incommoder & à produire des maladies en irri-
tant , en corrodant & en coagulant.

§. I V.

Il eſt , je penſe, clairement conſtaté par tout ce
qui vient d'être dit , que ces médicamens terreux
ſont utiles particuliérement aux perſonnes qui ſe
nourriſſent ordinairement de laitages , de ſubſtances farineuſes , d'aigrelets , de fruits, de légu-
mes, &c., & qui boivent abondamment des vins
acides & auſteres, de vieille bierre & de ſemblables
boiſſons ; qu"ils conviennent auſſi aux enfans qui
ſont encore à la mammelle & à la panade. Il eſt
pareillement démontré qu'on ne peut en attendre
de ſuccès que dans les maladies cauſées par des
venins cauſtiques, des minéraux aſtringens, ou
par une grande quantité de *ſaburre* acide & âcre ,
comme il arrive dans les chaleurs d'eſtomac, la

boulimie , les rapports acides , les fiévres inter-
mittentes , quotidiennes & quartes , les coliques
de ventre des enfans , l'épilepfie des enfans dont
la caufe eft dans l'eftomac , les differens vomiffe-
mens , la cardialgie , les coliques , les diarrhées &
les diffenteries de toute efpéce , &c. On pourra de
même facilement nous accorder que ces fubftances
font auffi de quelque fecours , non pas cependant
comme purement terreufes , mais en tant qu'elles
ont été rongées par l'acide étranger de l'eftomac ,
qui les a rendues folubles & qui les fait alors agir
comme fels pour vaincre les obftructions des vifceres , la gravelle , la difurie , le fcorbut , la goute ,
le rhumatifme , le fang coagulé , l'afthme humide ,
&c. , en ce que transformées fimplement par ce
moyen en fels ou en fubftances falées & ameres ,
elles agacent légérement , détergent , ouvrent , &
font , comme nous l'avons dit ci-devant , très-
légérement diurétiques & diaphorétiques. On ne
doit cependant compter fur toutes ces vertus qu'a-
vec beaucoup de réferve , pour ne pas tomber dans
les erreurs vulgaires en attribuant à ces fubftances
inertes plus d'effets qu'elles n'en peuvent produire ,
& qu'en rejettant leurs vertus imaginaires nous
ne paroiffions vouloir les remettre en vogue fous
d'autres points de vûe.

§. V.

Il eft bien vrai que les fubftances terreufes

alkalines font utiles pour détruire l'acide, &
qu'elles n'exercent réellement leurs vertus qu'en
produifant cet effet ; mais auffi n'en exercent-elles
aucunes lorfqu'il ne fe trouve aucun acide dans les
premieres voyes ; & même elles font ordinairement nuifibles, furtout fi l'on en ufe pendant long-
tems & en grande quantité, en ce que leurs plus
petites molécules s'engageant dans les orifices des
vaiffeaux lactés & lymphatiques, les bouchent &
forment avec le mucus qui enduit naturellement
les parois de l'eftomac & des inteftins, & avec celui
qui fe forme préter-naturellement dans ces cavités,
en un corps mucilagineux, terreux, denfe, très-
difficile à réfoudre, & comme de la craye ; ce
corps enfuite, furtout lorfqu'il féjourne pendant
long-tems, s'endurcit de plus en plus, caufe des
pefanteurs d'eftomac, des cardialgies, des vomiffe-
mens, des naufées, énerve le fuc gaftrique, lui ôte
fa vertu diffolvante, affoiblit la force & l'action
des membranes de l'eftomac, trouble la digeftion,
diminue l'appétit, ôte quelquefois entiérement les
forces, rend le ventre pareffeux, augmente confi-
dérablement les obftructions des vaiffeaux lactés,
& caufe enfin plufieurs autres incommodités plus
confidérables qu'occafionnent toutes celles dont
nous venons de parler.

C'eft un avis que donne *Hoffman* de n'ufer
qu'avec prudence des abforbans ou des précipi-

ans. On a en effet obfervé que lorfque l'eftomac
eft affoibli, qu'il eft rempli de vifcofités & d'humeurs plutôt falées qu'acides, l'ufage de ces remédes étoit plus nuifible qu'utile. On a même, ajoute-
t'il des exemples, qu'à la fuite de l'ufage immo-
deré & imprudent de ces remédes, dans les fiévres
lentes & hectiques, ils fe font accumulés en grande
maffe où on les a trouvés à l'ouverture du cadavre;
ceci paroît encore confirmé par le grand *Albert*,
qui penfe que la trop grande quantité de terres
abforbantes, telles que font les coquilles préparées, les coraux, les yeux d'écreviffe, peuvent
boucher & obftruer les orifices des vaiffeaux lactés. Effectivement on a obfervé à l'ouverture des
cadavres des enfans, que ceux qui avoient ufés
d'une trop grande quantité d'abforbans, avoient
l'eftomac & les inteftins grêlés, enduits d'une
croute de matiere prefque folide, que l'on pouvoit
à peine féparer de ces parties, & qui par conféquent s'étoit non-feulement oppofée à la fecrétion
du fuc gaftrique dans l'eftomac, mais encore qui
avoit bouché les orifices des vaiffeaux lactés & avoit
empêché le chyle de paffer dans la maffe du fang.

§. V I.

Les fubftances alcalines-terreufes ne fe donnent
aujourd'hui qu'après avoir été plus ou moins em-
preintes de fucs de citron, de vinaigre diftillé, ou
de quelqu'autre liqueur acide végétale; de forte

qu'on les dépoüille par ce moyen, ou entiérement,
ou en partie, de leurs vertus anti-acides ; elles agiffent néanmoins plus sûrement dans des cas douteux, & deviennent par ce moyen réfolutives, ab-
ftergentes & même diurétiques. On doit fe former
une idée bien differente des préparations de ces
fubftances terreufes, diffoutes par les acides &
précipitées avec les alkalis, comme on le fait ordinairement, puifque fi on en fépare tout le fel
foluble en les lavant & les édulcorant à plufieurs
reprifes, elles n'ont plus aucunes vertus réfolutives ou détersives, & que ces préparations ont
moins de vertus que les fimples dont on les compofe, d'autant qu'elles ont beaucoup perdu de
leurs vertus anti-acides dans la premiere diffolution.

§. VII.

Enfin je penfe qu'il eft à propos d'ajoûter ici,
que pour preferire les abforbans avec sûreté, il
eft néceffaire d'en rejetter les plus groffiers, les
plus durs, comme les pierres qui demandent de
puiffans acides pour leur diffolution, & de n'employer que les plus tendres, que les acides tirés
des végétaux peuvent promptement diffoudre fans
qu'on foit obligé de les mettre en digeftion dans
un lieu chaud ; tels font les yeux d'écreviffe,
les coquillages, &c. : & on doit même pour diffoudre plus efficacement les mucofités tenaces,

faire

faire précéder les falins d'une nature moyenne ou les mêler en grande quantité avec ces fortes de fubftances, puifqu'il eft conftant que fans cette précaution, il arrive fouvent & très-facilement que ces fubftances terreufes (furtout lorfqu'elles font réduites en poudre & qu'on en fait ufer plus qu'il n'en faut pour détruire l'acide, ou qu'il ne s'y en trouve point du tout) forment avec le mucus de la premiere coction une maffe denfe, plâtreufe en quelque façon, comme nous l'avons dit ci-devant, & font la caufe matérielle de differentes maladies.

CHAPITRE III.

De la nature & des principes des fubftances terreufes & gelatineufes.

§. I.

LEs fubftances terreufes & gélatineufes different très-peu de celles dont nous avons parlé dans les deux premiers Chapitres de cette Section. On les tire toutes du régne animal. Ce font les os, les cornes, les dents, les ongles & les autres corps de cette efpéce, durs, compacts, infipides, fans odeur, compofés d'une terre fubtile, d'une huile onctueufe très-temperée & d'une affez grande quantité de fubftance gélatineufe, qui réunit les parties terreufes en un corps ferme. On trouve cette huile que nous mettons ici au nombre des principes conſtitutifs des os, &c., embarraſſée & nichée, pour ainſi dire, dans la gelée de ces ſub-ſtances, & par conſéquent on ne doit point la confondre avec l'autre eſpéce d'huile qui entre dans la compoſition intime de la gelée même, mais la regarder comme un principe tout-à-fait diſtinct que l'on peut ſéparer, faire voir & démontrer diſtinctement, ſans diſſoudre entiérement la gélée, ou au moins en grande partie, ſi même on ne l'en ſépare tout entier. C'eſt-là ce que nous voyons arriver, lorſqu'à la diſſolution de corne de cerf tranſparente & jaunâtre, délayée avec l'eau forte, on mêle l'huile de tartre par défaillance, ou l'alka-eſt de *Glaubert*. En effet, une fois que l'amalgame blanche & cotonneuſe s'eſt précipitée, la liqueur qui ſurnage paroît d'une couleur dorée, il ſe forme à la ſurface une pellicule huileuſe, graſſe & luiſante.

§. II.

Les menſtrues acides propres à produire ces effets & verſés en aſſez grande quantité ſur ces corps, les diſſoudent au moyen de la digeſtion ; ils le font néanmoins & plus difficilement & moins vîte, lorſqu'ils agiſſent ſur des ſubſtances terreuſes & alkalines, parce qu'une bien plus grande quan-tité de graiſſe mêlée dans ces ſubſtances, affoiblit & émouſſe la pointe de ces acides, & réprime l'activité, ou pour mieux dire , l'impétuofité avec laquelle ils faififfent les parties terreufes à la diffo-lution defquelles les acides paffent pour les plus appropriés ; c'eft auffi par cette même raifon qu'on n'obferve aucun mouvement d'effervefcence (ou au moins s'il y en a à peine eft-il fenfible) , après avoir verfé deffus des acides ; la diffolution s'en fait fans aucun mouvement tumultueux , fi on en excepte quelques bulles qui s'élevent de tems en tems , & elle s'acheve lentement & non-chalam-ment dans un lieu chaud ; cependant la terre morte qui refte après la décoction de la raclure de corne de cerf, & lorfqu'on en a tiré la gelée, boüillonne affez vivement avec les acides les plus forts , & fe diffout auffi très - promptement , fans qu'il foit néceffaire de la tenir chaudement pour la faire digérer.

§. I I I.

Les menftrues acides attaquent principalement ; difons-nous, les fubftances terreufes. Il en eft de même de l'eau pure & de l'eau alkaline , qui pénetre fimplement les fubftances agglutinantes & gélatineufes ; elles les diffoudent & les tirent des fubftances dans la compofition defquelles elles en-trent , furtout fi on les expofe au feu , qu'on les y faffe boüillir ou cuire. La gêlée qu'on en tire éloi-gnée du feu, expofée dans un lieu frais , fe réunit facilement & en très-peu de tems en une fubftance blanchâtre, unie, visqueuse, sans âcreté, qui n'est point volatile, doüée d'une saveur simplement & modérément grasse & doucinâtre ; de sorte que dans tout son ensemble, elle paroît fort semblable au blanc d'œuf ou au liquide lymphatique, qui se sépare du sang pour la nourriture & la réparation du corps des animaux. Si on expose cette gêlée à une plus grande évaporation, elle s'endurcit & forme une vraye colle, ou bien un corps transparent, brun ou d'un brun tirant sur le jaune, cartilagineux, & enfin d'une consistence presqu'aussi ferme que celle de la corne.

§. IV.

Ce principe gélatineux, placé entre les particules terreuses, ne se trouve pas en même quantité dans toutes les concrétions osseuses ; il est en plus grande quantité dans les uns que dans les autres ; c'est ce dont on s'assure, lorsqu'on prolonge la coction de la corne de cerf, qu'on la fait cuire à plusieurs reprises, & encore mieux lorsqu'on la fait calciner. On trouve, par exemple, dans une once d'yeux de carpe, six gros & six grains de gelée, tandis qu'une égale quantité de corne de cerf n'en fournit que trois gros & trente-six grains. Nous devons aussi avertir que quelque répetées que puissent être les cuissons que l'on fait de ces matieres, on n'en tire jamais toute la gelée. En effet, une once de corne de cerf dans laquelle il ne se trouve, comme nous venons de le dire, que trois gros & trente-six grains de gelée, n'en fourniroit néanmoins par la coction que deux gros & quelques grains, comme nous le ferons voir plus amplement dans la suite.

§. V.

Quoiqu'une terre plus tendre, l'eau, une huile onctueuse très-temperée, un sel ammoniacal subtil & plus intimement enveloppé que les autres principes, entrent dans la composition de la gelée, néanmoins aucun de ces principes ne se manifeste séparément tant que le composé reste dans son état naturel ; & par conséquent soit que les gelées soient plus liquides & plus fines, ou plus épaisses, plus coagulées & plus séches, elles ne font sentir aucun sel fixe ni volatil ; mais lorsqu'on les expose à un feu sec & violent dans une rétorte, au bain de sable, elles se résoudent dans leurs élémens, & sont néanmoins très-changées & défigurées, surtout rélativement à leur partie huileuse & saline. On voit passer successivement une eau un peu trouble, un esprit gras, salin & huileux ; un sel volatil, urineux & sec ; une huile légere, d'un brun tirant sur le jaune ; & enfin une huile épaisse, noirâtre & très-fétide ; il reste dans la retorte un corps spongieux, léger, très-noir & un peu amer, qui brûlé à feu ouvert, ne présente plus qu'une terre pure, insipide & sans odeur.

§. V I.

Que ceux qui cherchent un fel fixe ou volatil développé dans les gelées pures des os , dans le blanc d'œuf, la lymphe & la férofité du fang (tous liquides qui ont beaucoup de rapport enfemble par leur nature mucilagineufe), que ceux, dis-je, qui cherchent un pareil fel dans ces fubftances fe trompent groffiérement ! Ceux qui attribuent à ces mêmes gelées une certaine exhalaifon active doüée d'une vertu anti-fpafmodique, font dans la même erreur. C'eft ce que font clairement voir la diftilation humide & douce de ces fubftances, également que differentes autres expériences. Ces fluides en effet, font purement mucilagineux, lents, dépourvus d'une âcreté fenfible, ne font effervefcence ni avec les acides, ni avec les alkalis, & excitent encore bien moins aucun fentiment d'érofion lorfqu'on les verfe dans les yeux ou fur les nerfs nuds. Lorfqu'on les diftille à un feu doux dans une cucurbite, ils jettent une grande quantité de phlegme dans laquelle on n'obferve aucun veftige d'huile, de fel ou d'efprit actif; il eft au contraire, clair, tranfparent, infipide, excepté celui qui en fort en dernier lieu, & qui s'éleve lorfque ce qui refte dans la cucurbite commence à fe défécher & un peu à fe brûler ; alors on obferve effectivement dans cette derniere eau un peu d'amertume & une légere odeur empireumatique ; proprietés que l'on

doit uniquement attribuer à quelques particules
huileuses empireumatiques, que le feu a élevées ou
qui se sont formées à la suite du desséchement de
ce qui reste dans la cucurbite, & parce qu'il s'est
légérement brûlé.

CHAPITRE IV.

De la maniere d'opérer, & des vertus des médica-
mens terreux & gélatineux.

§. I.

LEs médicamens terreux & gélatineux pris en
poudre, comme on les donne ordinairement,
éteignent à la vérité l'acide puissant qui se trouve
quelquefois dans l'estomac ; ils ne peuvent néanmoins communiquer au suc gastrique une assez
grande quantité de gelée, qui dans toute autre occasion feroit d'une très-grande utilité, & ne produisent par conséquent aucun effet singulier ; quelques-uns s'expliquent encore plus décisivement
sur ces sortes d'extraits, & soutiennent que le suc
gastrique ne peut en aucune façon pénétrer les
substances que l'on tire des corps osseux compacts.
Voici sur quoi ils s'appuyent. Il faut, disent-ils,
pour extraire les gelées une chaleur forte, & faire
cuire dans l'eau les substances d'où on les tire : or
comme il n'y a point dans l'estomac un aussi grand
dégré de chaleur, & même qu'elle ne sçauroit s'y

trouver fans qu'elle le détruisît, & qu'elle coagulât
fur le champ le ferum & la lymphe ; comment
peut-on fe flatter qu'aucune coction, ou 'à plus
forte raifon qu'une douce digeftion puifle jamais
extraire les gelées de ces médicamens ?

§. I I.

Je conviens bien que cette objection n'eft pas
tout-à-fait fans fondement, & ce n'eft qu'après des
expériences réitérées que je fçais que l'eau fimple
ne peut tirer que très-peu de gelée des concrets
offeux, quelque fubtilement pulvérifés qu'ils puiffent être, par le feul fecours de la digeftion. Cependant je ne vois pas encore qu'on puifle tout-à-
fait nier qu'il s'en fafle quelqu'extraction dans
l'eftomac. En effet plufieurs caufes concourent à
cette diffolution dans ce vifcere, & ce n'eft qu'a-
près les avoir toutes bien confiderées & dans toute
leur étendue, qu'on reconnoîtra qu'il eft en quelque façon poffible qu'il s'y fafle quelqu'extraction
de ces gelées. On doit pour cet effet obferver en
premier lieu que les alimens, ou en général tout
ce qui entre dans l'eftomac, ne s'y diffout point
par une fimple digeftion, ou une fimple coction,
& que cette diffolution non-feulement requere
auffi de la chaleur, mais encore la contraction
forte & fouvent répetée de la membrane mufcu-
leufe, épaifle & forte, pendant le mouvement
périftaltique, & par conféquent l'action vive qui

en réfulte pour la diffolution des matieres que renferme l'eftomac, aidé qu'il eft encore du mouvement des vifceres & des mufcles de l'abdomen : comment pouvoir s'imaginer que tous ces effets foient de peu de conféquence, puifque fuivant le calcul de *Borelli*, la force de l'eftomac, des vifceres, du diaphragme, des mufcles de l'abdomen & celles de toutes les autres parties qui concourent à la digeftion prifes enfemble vont à douze mille neuf cens cinquante & une livre ? Outre cela, l'air dilaté par la chaleur n'y concourt pas peu. Enfermé qu'il eft en quelque façon, il ne peut que produire un effet confidérable à mefure qu'il fe débarraffe. C'eft ce que fait voir la machine de *Papin* dans laquelle les corps durs, les chairs, les tendons, les os & autres parties de cette efpéce, s'amolliffent à un feu modéré, & même fe diffoudent en une fubftance fluide, gélatineufe & mucilagineufe, à caufe de la forte preffion occafionnée par l'expanfion de l'air fixé & enchaîné dans ces corps, & d'un mouvement fingulier & comme en tourbillon. L'obfervation d'*Hoffman* à ce fujet eft remarquable par-deffus toutes les autres. Il a mis une partie de fuccin pulvérifée avec deux autres d'amandes dans le réfervoir de la machine de *Papin*, qu'il avoit rempli aux trois quarts d'eau ; & après une digeftion moderée & prolongée à peine au-delà d'une heure, le fuccin s'eft trouvé réduit en une liqueur tranſparente en forme de gelée, ſur laquelle ſurnageoit un peu d'huile liquide.

L'Auteur rapporte ici une expérience pour prouver que l'eau ſeule ne peut par le ſecours de la ſeule digeſtion, extraire la gelée des concrets oſſeux, quelques pulvériſés qu'ils puiſſent être. J'ai, dit-il, expoſé à une forte digeſtion deux gros de raclure de corne de cerf très-tendre, pendant quelque tems avec une aſſez grande quantité d'eau ſimple, pour eſſayer d'en extraire par ce moyen beaucoup de gelée ; mais ſix à ſept heures après ayant décanté l'infuſion, & après l'avoir examinée de toutes les façons, à peine ai-je pû trouver quelques légers veſtiges de gelée, ce qui prouve manifeſtement qu'il s'en étoit peu ſéparé par ce moyen.

Nous ajoûterons encore ici une obſervation du *grand Boerhaave*. L'air, dit-il, ſert ſurtout à mêler intimement enſemble toutes les parties, en ce qu'il fait l'office d'un poids conſidérable, & qu'il ſe meut d'un mouvement ſi rapide & continuel, qu'il agite, briſe & mêle toutes ces parties enſemble comme le feroit un pilon dans un mortier ; c'eſt ainſi qu'il produit des effets forts ſinguliers & auſquels il feroit aſſez difficile de ſuppléer autrement. .... Et cela, continue-t'il, ne ſe manifeſte pas mieux que dans la machine de *Papin*. Si l'on renferme dans le cylindre de cuivre de cette machiné , les os d'un vieux bœuf avec de l'eau & de l'air , de maniere que l'air ni l'eau ne puissent s'en échapper ; qu'on expose ensuite cette machine au feu pour faire boüillir l'eau , l'air se dilate alors à proportion du dégré de chaleur ; il en est de même de l'eau : d'où l'on conçoit facilement la force avec laquelle l'air & l'eau agissent sur les os , puis-que l'air & l'eau renfermés ensemble pendant ce tems dans le vase , sont mus entr'eux & sur les os d'une vîtesse incroyable ; d'où il arrive qu'en très-peu de tems ces os sont bouleversés , amolis & changés en une liqueur visqueuse , ou en une masse tendre , molle & très-facile à rompre , &c.

§. III.

On doit donc observer que cette impulsion & cette trituration réiterée , quelque douce qu'elle soit en elle-même , résout très-souvent beaucoup mieux qu'on ne pourroit l'espérer d'une action , & plus forte & plus courte ; c'est ce que confirme entr'autre la dissolution des coraux faite par l'*Angelot* , & dont nous parlerons dans la suite ; l'amo-lissement des os par les vapeurs de l'eau chaude , de même que la résolution presque centrale & graduée de quelques pirites martiales exposées à l'air libre , & d'autres observations semblables. Il paroît qu'il arrive ici la même chose que dans les pierres très-dures, qui sont creusées par les gouttes d'eau de pluye qui tombent fréquemment dessus &

dans le même endroit. L'expérience même donne
encore à tout ceci plus de probabilité que tout ce
que nous avons rapporté. En effet, qui ne sçait
pas que les chiens avalent les os après les avoir
grossierement concassés, que ces os se dépoüillent
en grande partie dans leur estomac de leur gelée,
& qu'ils en rendent les restes arides, muqueux &
terreux, sous la forme d'excrémens blancs ? Je sçais
de plus que le *grand Boerhaave* rapporte dans ses
Commentaires, que ces excrémens dont nous venons de parler, assez connus sous le nom d'*album
græcum*, sont encore de petits os entiers ou plutôt
l'extraction d'une partie de la gelée, des parties
les plus broyées des os sans le secours d'aucune
coction ; du reste ; je ne désavourai point que ces
poudres ne soient que très-peu utiles, pour ne pas
dire d'aucun secours, puisque la petite quantité
de gelée qui se trouve dans un scrupule ou deux,
est si peu de chose qu'elle ne peut produire un
grand effet ; il est conséquemment beaucoup plus
prudent & plus certain d'abandonner ces espéces
de poudres inertes par elles-mêmes, de faire usage
des gelées extraites par la coction, & de les faire
prendre en plus grande quantité au malade par
cueillerées, ou dans une décoction, ou après avoir
fait épaissir cette décoction. Lorsqu'on en fait
usage de cette maniere ; 1°. elles émoussent toute
sorte d'acrimonie saline, l'enveloppent, l'embar-

raſſent & la temperent ; 2°. elles réparent le mucus qui enduit naturellement les membranes de l'eſto- mac, des inteſtins & des autres conduits, & les défend des aiguillons & des injures des ſtimulans & des corroſifs ; 3°. elles adouciſſent les parties ſo- lides qui ont été rongées ; 4°. elles épaiſſiſſent un peu les humeurs trop fines & trop âcres, & leur rendent leur conſiſtence naturelle ; de ſorte qu'en conſéquence de tous ces uſages généraux, on ne peut douter qu'elles ne ſoient très-bonnes dans les éroſions du goſier, de l'eſtomac, des inteſtins & des autres parties occaſionées par des poiſons, ou quelqu'autres corps âcres & corroſifs. On pourra auſſi s'en ſervir dans le *cholera morbus*, contre la trop grande acidité du ſuc gaſtrique, l'acrimonie de la bile, le vomiſſement & la diarrhée bilieuſe, la diſſenterie, l'ardeur d'urine, la ſtrangurie, le teneſme, les differentes affections de la poitrine produites par le ſéjour d'une lymphe âcre & par ſon abondance prêter-naturelle, les affections ſpaſmodiques, les rhumatiſmes, la goutte, le ſcorbut, la néphretique, l'épilepſie, les hémor- ragies exceſſives, les fiévres continues, ſurtout les ardentes, les inflammatoires & les hectiques, & enfin contre toutes les autres maladies qui tirent leur origine de l'àcreté des humeurs. On s'en ſert auſſi quelquefois dans les lavemens adouciſſans.

CHAPITRE V.

Des yeux d'écreviſſe , des coquillages de rivieres &
de lacs , des coquilles d'huitres & d'œufs.

§. I.

LES *Pierres d'écreviſſes* appellées improprement
les *Yeux d'écreviſſes* , ſont à juſte titre regar-
dées comme les premiers entre les médicamens
terreux , parce qu'elles ſe diſſoudent très-promptement dans les acides même affoiblis & très-délayés ,
& qu'elles peuvent être plus facilement réduites en
poudre ſubtile, que la plûpart des autres. On trouve
ces yeux attachés extérieurement au ventricule des
écreviſſes d'eau douce , dans les mois d'été. Ils ſe
forment couche par couche d'un ſuc terreux , gélatineux & en quelque façon laiteux , ou plutôt de
la matiere que fournit la membrane de leur ventricule , qui ſe réſout peu à peu dans le tems qu'elles
doivent quitter leur coquille ; & une fois qu'elles
l'ont quittée , elles ſe réſolvent de nouveau comme
pour former les premiers rudimens & les étamines
de la nouvelle coquille qui les doit recouvrir.

§. I I.

On en trouve en grande quantité en Hongrie ,
en Lithuanie , dans la Marche & la Tartarie , régions dans leſquelles les fleuves , les rivieres & les
ruiſſeaux ſont remplis de homards & d'écreviſſes.

Les pierres d'écreviſſes qui ſe vendent dans les
boutiques ſont de trois ſortes de couleur, blanchâtres, rougeâtres & d'autres un peu bluâtres : on
regarde ordinairement ces dernieres comme les
meilleures, quoique ce ſoit ſans aucun fondement,
& on les croît tirées des écreviſſes vivantes. On
falſifie quelquefois ces pierres, & on en prépare de
ſemblables avec de l'argille, de la poudre de coquille & autres matieres ſemblables. On les mêle
enſuite avec de véritables pierres ; & ce qu'il y a
de pire en tout ceci, c'eſt que pour leur donner
cette couleur bluâtre on y mêle un eſpéce de verre
foſſile appellé *Smalte*, d'où il réſulte de très-grands
inconvéniens pour les malades qui en uſent ; c'eſt
ce que confirme differentes obſervations de médecine.

§. III.

Les vrayes pierres d'écreviſſes ſont compoſées
d'une grande quantité de terre alkaline, très-
tendre & d'un peu de ſubſtance gélatineuſe agglutinative. On tire facilement ces principes en
les diſſolvant, & par la calcination. Par exemple,
lorſque ſur des pierres d'écreviſſes on verſe de
l'eau forte en y mêlant un peu d'eau ſimple pour
l'affoiblir, les particules acides du menſtrue s'emparent auſſi-tôt des parties terreuſes & les diſſoudent avec beaucoup de bruit, & elles laiſſent dans
ſon entier la gelée placée entre les molécules

terreuſes. Une fois donc que la terre eſt entiérement diſſoute , les pierres s'élevent à la ſurface de
la liqueur , & conſervent néanmoins la même
grandeur & la même forme qu'elles avoient avant
la diſſolution , ſi ce n'eſt qu'elles ſont devenues
plus poreuſes , luiſantes , tranſparentes & molles.
Lorſqu'on les a tirées du menſtrue , elles ont la
figure de corps polis , gélatineux , que l'on peut
facilement comprimer avec les doigts , & que l'on
a de la peine à diſtinguer de la gelée ordinaire des
animaux. Nous devons encore obſerver que le
menſtrue , quoique de lui-même aſſez corroſif ,
n'éteint ni ne change la couleur propre de cette
gelée ; de ſorte que ſi l'on s'eſt ſervi de pierres
rougeâtres, la gelée parcît rougeâtre ; ſi elles étoient
blanchâtres, la gelée eſt de même couleur , &c. Si
l'on verſe ſur la liqueur tranſparente du menſtrue
un ſel alkali liquide , il ſe précipite au fond du
vaſe une terre diſſoute, très-blanche & très-tendre,
que l'on peut ſéparer & réunir en filtrant la
liqueur.

§. IV.

On tire & on ſépare plus promptement & bien
plus parfaitement ces principes , en faiſant calciner
à feu ouvert dans un creuſet , les pierres d'écreviſſes
pulvériſées. Il faut néanmoins convenir que ce
moyen violent détache la gelée même , qu'elle s'é-
chappe dans l'air & que par conſéquent on ne peut

la

la faire voir. C'eft pourquoi l'on voit cette poudre répandre dans le commencement de la calcination une odeur femblable à la colle ordinaire tout récemment cuite dans de l'eau, & elle dépofe une terre entiérement infipide & fans odeur. J'ai tiré par la diffolution de deux gros de pierre d'écreviffe douze grains de gelée de pierre deffechée , & après la calcination une quantité égale a laiffé un gros & quarante-quatre grains de terre. Il paroît donc affez par tout ceci qu'une once de pierre d'écreviffe ou environ , eft compofée d'un gros & quatre grains de gelée, & de fix gros quarante-fix grains de terre alkaline.

§. V.

Un acide quelconque peut très - promptement, comme nous l'avons obfervé ci-deffus, diffoudre les vrayes pierres d'écreviffes ; c'eft pourquoi elles font très-propres à éteindre l'acide des voyes de la premiere coction. Il n'eft pas probable, comme le penfe *van-Helmont* , que la liqueur laiteufe & mucilagineufe , qui eft d'une grande vertu , puiffe s'extraire dans l'eftomac fans la diffolution de la partie terreufe ; & il eft de même peu conforme à la raifon & à l'expérience que ces concrets ayent plus & de plus grandes vertus médicinales, que les coquilles & les perles, comme l'affure *Kruger*. Voici comme nos deux Auteurs s'en expliquent. Les perles, dit *van-Helmont* , les

cailloux, les marbres, & toutes les pierres dures
comme le criftal, n'agiffent, ne meuvent, ni ne
font mues que comme des remédes méchaniques ;
leur force eft donc languiffante, parce qu'elle eft
fans effet lorfque le corps eft trop denfe ; mais les
perles, les coraux & toutes les coquilles auffi dures
que de la pierre le font encore moins que les perles ; cependant l'eftomac humain ne peut les diffoudre, quoiqu'elles le puiffent être dans les eftomacs de quelques oifeaux. Les pierres de bezoard,
d'écreviffes, &c., font bien moins dures que les
perles ; elles ne tiennent point de la nature des
pierres, & elles font formées d'un fuc laiteux,
demi caillé & demi pourri ; elles tiennent de la
nature du tuf, neutre entre le cartilage & la pierre ▪
cela pofé, pour appuyer la vérité de ce dont il eft
queftion, je dis que les pierres de bezoard, d'é-
creviffes, &c., ne fe digerent point dans l'eftomac
humain, & n'y exércent aucune vertu eu égard à
la matiere folide de leur poudre, mais que néanmoins elles peuvent produire quelqu'effet par
rapport à leur fuc laiteux & mucilagineux qui a de
grandes vertus, & qui cependant s'y trouve en petite quantité, &c.

Quant à *Kruger*, il importe peu, dit cet Auteur dans les *Mifcellanea* des curieux de la nature,
que nous ayons une grande quantité d'yeux d'é-
creviffes. En effet, je ne diffimulerai pas que quoi-

qu'ils ayènt les mêmes vertus que les coquillages
& les perles pour détruire l'acide, j'ai néanmoins
obfervé que les coquillages & les perles les détruifent plus puiffamment. Ces yeux, comme la pierre
de bezoard, ont une vertu *bezoardique*, fudorifique & expulfive; ils font diurétiques, lithontriptiques, ils diffoudent le fang coagulé, diffipent la
pleurefie, calment les coliques, font vulnéraires, &c.

Lorfqu'avant de faire prendre les pierres d'é-
crevifles, on les arrofe de vinaigre diftillé, ou ce
qui vaut mieux encore, fi on les y fait diffoudre
entiérement, elles contractent un caractere terreux
& falin, & deviennent un réfolutif affez efficace
contre les affections afthmatiques, l'obftruction
des reins, le calcul, le fang extravafé, grumeleux
& coagulé. On les fait prendre en poudre à la dofe
de quelques grains jufqu'à un demi gros, & on les
ajoûte très-fréquemment dans des potions & dans
les émulfions.

§. V I.

Les coquilles des lacs & des rivieres n'en cedent
pas en vertus aux pierres d'écrevifles. En effet, une
fois qu'elles font débarraffées de tout ce qui leur
eft étranger, & qu'on les a réduites en poudre,
elles font diffolubles de même que les pierres d'é-
crevifles dans les acides les plus doux, & peuvent
très-bien leur être fubftituées lorfque les cas l'exi-

gent. Quelques-uns regardent les coquilles calcinées ou cuites pendant quelque tems, comme un
ſpécifique contre les fiévres; mais je ne peux concevoir comment elles peuvent avoir cette vertu ;
ceux qui ſont dans cette opinion auront ſans doute
recours pour en rendre raiſon, à la vertu anti-
acide de ces coquilles; mais en ſuppoſant, & en
accordant même que dans les fiévres intermitten-
tes, ſurtout dans la quotidienne & dans la quarte,
il y ait dans les premieres voyes une grande
quantité de *ſaburre* acide & viſqueuſe, & que ce
ſoit là même une des cauſes principales de ces fiévres; ſuppoſé encore que ces coquilles détruiſent
cet acide préternaturel & qu'elles puiſſent par
cette raiſon concourir en quelque choſe à la gué-
riſon de la fiévre, il ne s'en ſuit pas néanmoins de-
là qu'on doive regarder la vertu anti-acide des
coquilles comme un febrifuge ſpécifique, & par-
conſéquent qu'on puiſſe l'attribuer à ces coquilles
comme une vertu qui leur ſoit propre & particuliere.

§. VII.

Les coquilles d'œuf ont auſſi du rapport avec les
coquillages, lorſqu'on a enlevé la peau qui les
tapiſſe intérieurement. Il en eſt de même des coquilles d'huitres; il y a néanmoins quelques ex-
ceptions à faire. Les coquilles d'œufs, par exemple, ont dans leur compoſition une bien plus

grande quantité de gelée qui se fait assez connoître par l'odeur forte qu'elles exhalent pendant leur
calcination. Les coquilles d'huitres sont d'une
tissure plus grossiere, & fournissent après leur calcination une chaux plus âcre & plus crue, que ne
l'est la chaux vive ordinaire. On trouve aussi dans
leurs parties inégales & raboteuses, beaucoup de
sel qui tient de la nature du sel marin. C'est là
pourquoi cette croûte est salée au goût & rend une
odeur forte. M. *Homberg* préfere cette croûte extérieure, inégale & raboteuse à la partie blanchâtre, interne, argentine & plus rare, par la raison
que nous venons de rapporter. C'est là ce qui leur
fait conseiller de choisir cette croûte, de rejetter
la partie interne de l'écaille, de réduire cette premiere en poudre, de la faire sécher au soleil, &
après l'avoir plusieurs fois porphirisée, de la passer
au tamis pour s'en servir.

CHAPITRE VI.

Des perles, de la nacre de perles & de l'os de seiche.

§. I.

LEs perles sont des corps durs, blancs, ar-
gentins, ronds ou arrondis, qui se trouvent
dans certains coquillages de mers, & quelquefois
aussi dans les coquillages ordinaires de riviere &
de lacs. On préfere celles qu'on apporte des Pays

Orientaux, furtout des coquillages qui portent les
perles qui fe trouvent dans le détroit de Perfe, qui
fépare cette contrée de l'Arabie, & que l'on pêchoit autrefois dans la mer aux environs d'Ormus;
mais comme on n'en trouve plus à préfent dans
ces endroits, les Plongeurs les tirent aux environs
de l'Ifle Baharein.

§. II.

Les Auteurs tant anciens que modernes, ne font
pas d'accord fur la génération & le lieu fpécial &
naturel des perles. En effet, plufieurs croyent avec
Pline, que les coquilles qui les portent s'ouvrent
de tems en tems furtout dans le mois de Mai, &
qu'elles s'élevent du fond pierreux de la mer où elles
reftent ordinairement, & où on les trouve fouvent
très-fermement grouppées. Elles s'élevent vers la
furface où elles reçoivent quelques gouttes de rofée, qu'elles fomentent enfuite pendant quelque
tems dans leur fein, jufqu'à ce qu'il s'en foit formé une ou plufieurs perles, qui parviennent fucceffivement & peu à peu à un plus grand dégré
de dureté & de maturité. Ils ajoûtent encore que la
rofée de Mai fournit la premiere matiere des perles
les plus blanches & les plus précieufes, & qu'outre
cela elles font & plus grandes & plus parfaitement
rondes, fi l'animalcule renfermé dans la coquille
n'en reçoit qu'une goutte. La plûpart des Modernes regardent cette opinion de *Pline* comme fabu-

leuſe. Quelqu'autres penſent avec *Bonnanus* que les perles ſont les ſuites de quelques maladies , & qu'elles ſe forment dans le corps de l'animal malade comme les pierres d'écreviſſes. D'autres ont été juſqu'à croire que les perles étoient des petits œufs des coquillages , ou plutôt de petites coquilles qui doivent en ſortir dans certains tems. *Mylius* & *Valentini* ont entr'autres embraſſé cette opinion , & ont rapporté pour l'appuyer une obſervation ſinguliere que M. *Krey* , autrefois Inſpecteur de la pêche des perles en Livonie , communiqua à M. *Craſſelius* ; e'le eſt tout-à-fait ſpécieuſe , & néanmoins paroît fauſſe dans ſon principe. En effet , il a pu très-facilement ſe faire que notre Noble Livonien dont il eſt fait mention dans la relation de cette hiſtoire , ait pris pour une vraye perle une petite coquille , à cauſe de ſa forme & de ſa blancheur, & qu'enſuite la voyant s'ouvrir & ſe refermer, il l'ait regardée mal-à-propos avec les autres comme un petit œuf des coquilles à perles.

§. III.

On n'eſt pas plus d'accord ſur la matrice & le lieu ſpécial de la concrétion des perles , & cela patce que tantôt on les trouve dans l'intérieur du corps du coquillage , tantôt elles ſe préſentent dans un ou pluſieurs endroits de ſa ſurface externe , comme il arrive lorſqu'elles en doivent ſortir,

tantôt dans l'union tendineufe des valvules, &
d'autres fois enfin dans la partie interne de ces valvules mêmes. Ceux qui s'en tiennent à la derniere
opinion, different beaucoup des autres par rapport
à la génération des perles, & penfent qu'elles ne
proviennent point de l'animal renfermé dans les
coquilles, & les regardent feulement comme des
productions des valvules ou de la nacre de perles.
Je n'ai pas deffein de m'arrêter ici à réfuter toutes
les différentes hypothéfes qu'on a faites à ce fujet,
& je conviens fans peine que la derniere dont je
viens de parler me plaît d'autant mieux, qu'elle
me paroît plus conforme à la raifon & à l'expérience. En effet les perles, quant à leur matiere &
à leur tiffure, ont du rapport avec la nacre de
perle ; de même qu'elle elles paroiffent formées de
couches intimement collées les unes aux autres :
joignez à cela, ce qui eft une des plus fortes raifons, que les fcrutateurs infatigables de la nature
ont très-fouvent trouvé dans les coquillages ordinaires de mer dans lefquels les perles fe trouvent,
non feulement une, mais des nichées entieres de
perles très-étroitement adhérentes à chaque valvule du coquillage, de maniere cependant que
celles qui font plus proches de leur maturité, qui
font auffi plus grandes & faillent davantage, font
plus lâchement attachées au fond du nid, & peuvent conféquemment s'en féparer plus facilement,

comme elles s'en féparent en effet d'elles-mêmes lorfqu'elles font mûres. C'eft-là auffi la raifon pour laquelle les perles mûres tirées de leur matrice fe trouvent ordinairement entre l'animalcule & la valvule : au refte, j'accorderai encore fans peine que les perles fe forment quelquefois dans le corps même de l'animal, la nature en effet ne fe renfer-me pas dans des bornes fi étroites, qu'elle ne puiffe quelquefois s'en écarter dans la production de certains corps, furtout d'un mixte qui exige moins d'art.

§. IV.

Les perles font fimplement formées de deux élé-mens, c'eft-à-dire, d'une fubftance glutineufe femblable à de la colle ordinaire, & d'une terre alkaline fubtile qui s'y trouve en beaucoup plus grande quantité. En effet, une once de nacre de perle (qui dans ce cas ci, eu égard à leurs princi-pes conftitutifs, eft fi femblable aux perles qu'elle n'en differe que par fa feule forme extérieure & peut-être par un peu plus de tendreffe) fournit à peine vingt-quatre grains de fubftance glutineufe ; ce qui en refte, n'eft qu'une terre pure à laquelle le feu ne peut plus rien faire perdre, mais qui refte fixe, & boüillonne très-promptement lorfqu'on la mêle avec des acides. Ceci fait voir manifeftement pourquoi les liqueurs acides, même les plus foibles, diffolvent les perles & pourquoi les perles éteignent

beaucoup d'acide ; elles font en cela préferables aux
pierres d'écreviſſes , dont , au rapport de *Langius* ,
un demi ſcrupule ôte l'âcreté de ſoixante gouttes
d'eſprit de ſel , au lieu que la même doſe de pierres
d'écreviſſes ne peut détruire l'âcreté que de cinquante gouttes.

§. V.

Il eſt très-facile de connoître par ce qu'on a dit ,
juſqu'où s'étend la vertu médicale des perles , &
chacun pour peu verſé qu'il ſoit dans la médecine,
pourra juger ſi outre leur vertu anti-acide elles
peuvent être cardiaques, analeptiques , ſédatives ,
cephaliques , anti-épileptiques , & même bezoardiques , ſans s'embarraſſer des principes qui les
forment & ſans poſer aucune des conditions qui
puiſſent les rendre propres à ces effets. Quant à
moi , perſuadé que je ſuis par la raiſon & l'expérience , je crois que les perles n'ont d'autres propriétés que d'être anti-acides, & que c'eſt de cette
ſeule vertu qu'on doit déduire tous les effets que
les Praticiens leur attribuent dans l'épilepſie des
enfans , les oppreſſions & les tranchées. On ne ſçait
que trop en effet qu'un amas de matieres pituiteu-
ſes & acides arrêtées dans l'eſtomac & les inteſtins , occaſionnent très-fréquemment des tranchées , l'épilepſie des enfans & les oppreſſions des
adultes. Une fois donc que cette matiere eſt éteinte , les maladies auſquelles elle peut donner lieu

doivent cesser sur le champ, ou au moins en être plus ou moins mitigées. Aucun des Médecins rationels n'osera jamais soutenir qu'elles puissent indifféremment être de quelque secours dans les maladies dont nous venons de parler. Il se laissera à plus forte raison bien moins seduire & emporter par la foule des empiriques, pour croire que les potions & les émulsions chargées de poudre de perles, sont des remédes propres & adequats pour vaincre les oppressions qui accompagnent les fiévres malignes, & tous les autres symptómes dangéreux qui suivent ordinairement ces fiévres, si on y fait en même tems entrer quelqu'autres ingrédiens actifs.

§. V I.

Les perles & la nacre de perles sont si semblables par rapport à leur caractere & à leurs vertus, qu'on peut dans la pratique, lorsqu'on le juge à propos, les substituer les unes aux autres. Il n'en est pas de même de l'os de séche, qui est un corps poreux, spongieux, qui outre ses principes constitutifs & propres, sçavoir les parties terreuses & salines renferment aussi quelques substances marines, & n'est pas moins anti-acide que légérement abstergent. En effet, une fois que la séche marine est morte, que la pourriture en a détruit les parties molles, l'os du dos privé peu à peu de son suc naturel & plus ou moins calciné par les rayons du soleil, lorſqu'abandonné à lui-même il nage au gré des flots, reçoit pluſieurs parties ſalines dans ſes pores, & c'eſt à cela ſeul que l'on doit attribuer ſa vertu déterſive. C'eſt auſſi par rapport à cette vertu que quelques Médecins l'ont regardé comme un ſpécifique contre les gonorrhées , & le font prendre à la doſe d'un ſcrupule ou environ ; mais c'eſt, ſelon moi, ſans aucun fondement : je ne vois pas en effet comment la petite quantité de ſel marin que renferme l'os de ſéche , peut purifier & conſolider les ulcéres vénériens des parties génitales ; car s'il ne s'agiſſoit que de les déterger très-légérement , je ne peux concevoir pourquoi le ſel commun que l'on prend tous les jours en grande quantité avec les alimens, ne produiroit pas plutôt cet effet que l'os de ſéche, & ne guériroit pas de la gonorrhée ? c'eſt cependant ce qui n'arrive point. L'os de ſéche entre auſſi dans les différentes compoſitions que l'on employe pour conſerver & nétoyer les dents.

CHAPITRE VII.

Des coraux rouges & blancs.

§. I.

LEs coraux , eu égard à leur compoſition & à leur tiſſure , doivent être mis au nombre des minéraux , & on doit les regarder comme des plantes imparfaites par rapport à leur forme & à la maniere dont ils font produits. Ces efpéces de pierres croiffent dans le fond de la mer fous la forme de petits arbriffeaux. Ils montent quelquefois jufqu'à la hauteur d'un pied, & c'eft de là qu'on les tire d'une façon finguliere dans les mois d'Avril, Mai, Juin & Juillet, furtout le long des côtes de l'Inde de Corfe, de Sicile & de Marfeille. La plûpart de ces petits arbriffeaux font blancs ou rouges. On en trouve peu de bleu ou de noir. Outre cela quelques-uns regardent ceux de cette derniere efpéce comme de faux coraux, parce qu'effectivement ils different du vrai corail par leur forme & leur compofition : on les met par conféquent avec raifon au nombre des bois incruftés, puifque le corail de cette derniere efpéce, quoiqu'ayant ordinairement une furface très-noire & polie, porte néanmoins des morceaux de bois dans le milieu de fon tronc & de fes rameaux, & que fi on le met au feu, il dégénere en un charbon rare qui répand une odeur forte, femblable à celle de l'éponge brûlée.

§. I I.

La plûpart des Anciens & des Modernes rapportent que chacune de ces concrétions font encore molles fous l'eau. L'infatigable fcrutateur de la nature, le *Comte de* MARSILLI, eft auffi de cette opinion, & il a fait tout ce qu'il a pu pour l'appuyer d'obfervations dignes de remarques. Et pour ne pas les paſſer tout-à-fait ſous ſilence, nous en rapporterons quelques-unes. Il a mis quelques rameaux de coraux récemment arrachés dans de l'eau de mer, & peu de tems après il a obſervé avec plaiſir que les tubercules qui paroiſſoient à la ſurface de l'écorce s'ouvroient d'eux-mêmes & formoient des fleurs blanchâtres en forme d'étoile, avec huit rayons placés ſur un calice diviſé auſſi en huit parties; & lorſqu'il tiroit ces rameaux hors de l'eau, les fleurs ſe refermoient ſur le champ & formoient des tubercules rouges qui rendoient un ſuc laiteux, lorſqu'on les preſſoit avec le doigt ou quelqu'autre inſtrument. Il les voyoit refleurir lorſqu'on les remetoit dans l'eau, & ces rameaux reſtoient fleuris pendant dix jours lorſqu'on les laiſſoit conſtamment dans l'eau. L'écorce de quelque rameau macerée pendant un certain tems dans l'eau, ſe ſépare de la ſubſtance intérieure pierreuſe, deſcend au fond du vaſe & ſe change peu à peu en une matiere mucilagineuſe rouge. Comme le bol & la ſubſtance intérieure ſe pourrit enfin, le ſuc laiteux qui s'écoule dans l'eau lorſque l'écorce vient à ſe ſéparer, lui donne d'abord une odeur puante, & environ un mois après ce ſuc ſe ſépare de nouveau de l'eau, s'éleve à ſa ſurface, y forme une pellicule muqueuſe, épaiſſe environ d'une demi ligne, & l'eau marine recouvre enfin ſon odeur, ſa ſaveur, &c.

§. III.

Quoiqu'il paroiſſe aſſez par ces obſervations &
les expériences que nous venons de rapporter, que
les rameaux de corail ont encore quelque moleſſe
dans l'eau de mer ; cependant pluſieurs ſont d'un
ſentiment contraire & tâchent de le confirmer par
d'autres obſervations. Je ne m'arrêterai point ici
à ce qu'en diſent *Ferrandus Imperatus*, *Olaus
Wormius*, *Baglivi*, ni au témoignage de pluſieurs
autres ; je rapporterai ſimplement ce que nous en
a communiqué *Jean - George Pelshofer* dans ſes
Elémens de chymie. Le généreux M. *J. B. de Ni-
ſolo*, dit-il, Chevalier de Marſeille, Inſpecteur du
Roi pour la pêche ſur les Côtes de Tunis, m'a
aſſûré que s'étant trouvé en perſonne à la pêche
des coraux, qui ſe fit en 1585 au mois de Juin
dans la mer *Biſertine* ſur les Côtes de Tunis, il ſe
ſentit naturellement porté à s'inſtruire de la nature
des coraux. Pour cet effet, il fit attacher quelqu'un
avec des cordes aſſez longues pour deſcendre juſqu'au fond de la mer (qui dans cet endroit étoit
de cent perches), où il le fit plonger pour en
arracher quelques coraux, & obſerver s'il étoit
dur ou mol. Le Plongeur en revint les mains pleines, & il aſſûra conſtamment qu'il étoit de
la même conſiſtance au fond de la mer que celui
qu'il lui préſentoit, & lui dit que lorſqu'il fut à
huit perches environ du fond de la mer, il y avoit

senti un très-grand froid. Mais notre Obfervateur ne voulut pas tout-à-fait s'en tenir au rapport de fon Plongeur, il eut lui-même la conftance de s'y plonger à la profondeur d'une perche dans le tems qu'on alloit retirer les filets avec lefquels on pêchoit le corail avant qu'on les eût amenés jufqu'à la furface de l'eau, toucha lui-même le corail qu'il trouva attaché aux filets, & le trouva enfin auffi dur qu'il l'eft ordinairement hors de l'eau. *Ong de la Poitier*, Noble Lyonnois, a confirmé la même chofe à fon retour de cette pêche en 1613, & fûrement, fi cela eft, nous avons été jufqu'ici bien abufés par les obfervations contraires.

§. I V.

Je prévois qu'il fera très-difficile de bien approfondir la verité, puifque nous voyons les obfervations de tant d'Auteurs dignes de foi toutes en contradiction. Je crois néanmoins qu'il convient de prendre un certain milieu, & qu'il feroit plus fûr d'obferver les différens dégrés de maturité des rameaux des coraux. Car puifque les coraux font du nombre des plantes imparfaites, & differens en âge & en maturité, peut-être pourra-t'on par ce moyen concilier tous ces fentimens contraires en apparence. En effet, il eft probable que les jeunes tiges ont encore quelque moleffe, que les plus avancées & les plus mures s'en trouvent peu à peu privées, & qu'infenfiblement elles s'endurcif-

fent

fent enfin entiérement ; mais comme les plus
grands fixent davantage l'avidité des Pêcheurs que
les plus petits, il a pu facilement arriver de là
qu'on n'ait examiné qu'en paſſant les plus petits &
les plus jeunes, & qu'on ſe ſoit plus arrêté à examiner les grands, qui avoient déja acquis dans
l'eau une parfaite dureté, d'où l'on a conclu en
général que tous les coraux étoient durs. L'accroiſ-
ſement des coraux paroît en quelque façon confirmer cette opinion ſur laquelle chacun peut prendre le parti qu'il jugera à propos : en effet, ſuppoſé qu'ils fuſſent durs dans leurs principes, comment pourroit-on concevoir qu'ils croiſſent ſi
conſidérablement ? *Boccone* lui-même, tout attaché
qu'il étoit à une opinion contraire, eſt obligé de
convenir qu'il a quelquefois trouvé des arbriſſeaux
de corail dont les rameaux étoient à la vérité durs,
mais dont les extrêmités ſupérieures étoient encore
d'une moleſſe aſſez remarquable, & rendoient
comme le thitimale une humeur blanche.

§. V.

Il n'y a pas moins de difficulté à bien rendre
raiſon de la propagation des coraux, & on n'a pas
encore exactement conſtaté ſi les arbriſſeaux des
coraux ſont compoſés, comme le prétend *Boccone*,
de différentes molécules terreſtres, ſalines, gluti-
neuſes, bitumineuſes, aſſez légeres pour nager ſur
la ſurface de la mer, & s'y précipiter enfin inſen-

fiblement ; ou plutôt fi comme les autres plantes ils fe multiplient par les femences , ou s'ils proviennent d'un fuc glutineux doüé d'une vertu prolifique , hipothéfe qui a plû à bien des perfonnes ; ou enfin par quelqu'autre moyen quelconque que nous ne connoiffons pas encore.

Quant à moi , comme je n'ai pas affez d'expérience pour décider de ce fait , je ne m'y arrêterai pas davantage. Cependant pour ne point paroître vouloir éluder la queftion , j'avouerai volontiers que je fuis de l'avis de ceux qui penfent que les coraux fe multiplient par les femences , principalement à caufe des fleurs blanchâtres que le *Comte de Marfilli* a obfervées dans les rameaux ordinaires des coraux , lefquelles rendent très-probable leur propagation par la voye des femences. D'ailleurs , *Tancred Robinfon*, ce fameux Anglois , a découvert des femences dans plufieurs plantes marines & dans des arbriffeaux fort analogues aux coraux.

§. VI.

Les coraux blancs font fimplement compofés de fubftances terreufes , alkalines , falines & glutineufes ; encore il fe trouve dans les rouges quelque chofe de plus tendre de la nature du fer. Ce même principe dans les bleuâtres approche du cuivre , & tient enfin de l'un & de l'autre dans ceux qui font bleus & rouges tout à la fois. La

fubftance terreufe qui fert de bafe aux autres &
qui entre en plus grande quantité dans leur compofition , fe manifefte d'elle-même fans qu'il foit
befoin de recourir à d'autres preuves. Quant aux
autres principes, ils font tellement abforbés & em-
barraffés par le principe terreux , qu'il faut néceffairement avoir recours à des opérations chymiques , à d'autres obfervations & à des expériences
pour les pouvoir développer. Je vais donc pour les
mieux faire connoître rapporter les obfervations
les mieux appuyées fur la raifon & l'expérience.
Je commencerai par la fubftance glutineufe & falée, que je ne crois pouvoir mieux conftater que
par les obfervations & les expériences du *Comte
de Marfilli* , de *Langelot*, de *Borrikius* & de M.
Geoffroi. Ce n'eft en effet que d'après des obfervations réitérées, que le *Comte de Marfilli* afûre que
l'on exprime des coraux frais & encore un peu
mols, un fuc glutineux de differente couleur ,
fuivant que les coraux font blancs, jaunes ou rouges ; que ce fuc eft d'une faveur tantôt un peu
acide , tantôt un peu aftringente , quelquefois
d'un goût de brûlé , d'autrefois âcre & plus ou
moins piquant, qu'il fe précipite au fond dans de
l'eau de mer, & donne à l'efprit de vin une couleur jaune & livide. L'écorce, comme je l'ai rapporté ci-deffus, fe fépare d'elle-même de quelques
jeunes rameaux, lorfqu'on les laiffe quelque tems

D ij

en macération dans l'eau de mer , & elle se résout
en une substance épaisse , mucilagineuse , dont
une distillation séche & violente développe les
vrais principes constitutifs en y changeant néanmoins quelque chose. Effectivement, comme l'observe le *Comte de Marsilli* , les coraux frais fournissent un phlegme laiteux & un esprit urineux
dans lequel l'odeur de l'eau marine domine & en
bien plus grande quantité que la corne de cerf. Il
en sort outre cela une huile puante, presque bitu-
mineuse, rousâtre & qui nage sur les autres parties.
Tout ce que nous avons dit jusqu'à présent ne doit
s'entendre que des coraux tout frais ; car lorsqu'ils
sont vieux , parfaitement desséchés & endurcis, il
n'en est pas de même. En effet , à quelque feu
qu'on les puisse exposer, on n'en peut tirer qu'une
très-petite quantité de liqueur , comme le confirment les analyses de M. *Geoffroi* , qui d'une livre
de coraux rouges n'a tiré à peine que deux gros &
deux grains d'esprit volatil urineux , deux ou trois
grains d'huile fœtide, & un gros cinquante grains
de sel fixe du résidu , après l'avoir fait calciner ,
lessiver , filtrer & évaporer.

§. V I I.

Les expériences de *Langelot* & de *Borrichius* ne
jettent pas moins de jour sur la connoissance des
principes dont nous venons de parler. *Langelot* a
versé sur des morceaux entiers de corail rouge ,

une certaine huile blanche, diſtillée, dont il ne nous a cependant pas dit le nom , pour eſſayer ſi cette huile en tireroit quelque teinture ; & s'apperce-vant que cela n'arrivoit point, & que l'huile ni les coraux ne ſouffroient aucun changement , il mit le tout dans une cucurbite , ou après l'avoir laiſſé pen-dant long-tems en digeſtion , un mois après l'ayant remué par hazard , il obſerva que les fragmens du corail étoient d'un rouge plus foncé & mol , ſans que cependant l'huile eût eſſuyé aucun change-ment ; il laiſſa encore la cucurbite au même dégré de chaleur , & quelques jours après , il vit que les coraux étoient entiérement diſſouts en un muci-lage très-rouge , que le menſtrue huileux ſurna-geoit encore ſans pouvoir perdre ſa premiere for-me & ſans avoir contracté aucune teinture. Il agita de tems à autre aſſez fortement la cucurbite ſans pouvoir faire unir l'huile à ce mucilage rouge , & elle paroiſſoit toujours à la partie ſupérieure , tan-dis que le mucilage reſtoit dans l'inférieure. C'eſt pourquoi après avoir eſſayé pendant quelque tem s ſans ſuccès d'unir ces ſubſtances enſemble en les faiſant digérer , il les décanta , ſépara l'huile du mucilage ; cette huile avoit encore la même ſaveur & la même odeur. Il fit diſſoudre en peu de tems au moyen de la digeſtion ce mucilage en une tein-ture très-rouge , après avoir verſé deſſus de l'eſprit de vin tartariſé.

D iij

§. VIII.

Le procédé chymique qu'a communiqué *Borri-kius*, paroît de bien plus grande conséquence, & d'une bien plus grande utilité que les précédens pour démontrer le principe salin du corail, si l'événement répond parfaitement aux promesses de l'Auteur ; voici en quoi il consiste : on verse sur le corail crud réduit en poudre très-subtile autant d'eau simple qu'il en faut pour qu'elle surnage au-dessus de la hauteur de quelques doigts : on le met ensuite en coction pendant deux jours en observant d'agiter souvent la poudre ou le tout ensemble ; après quoi on laisse refroidir entiérement la liqueur ; on décante ensuite l'eau qui surnage la poudre qui s'est précipitée, & on la trouve légérement jaune, on la filtre & on la fait évaporer. Le marc rouge & salin qui reste après l'évaporation, & qui est encore empreint de quelque chose d'étranger, doit être dissout dans un peu d'eau distillée, filtré & évaporé à une chaleur douce, jusqu'à ce que la teinture ait acquit une consistance & une couleur convenable : si on la fait évaporer peu à peu dans un plus grand vase qu'on aura couvert d'une feüille de papier, dans un lieu frais où le soleil ne donne point ; il se forme au fond des cristaux de sel, cubiques, très-beaux, d'une saveur âcre, qui cependant n'est point alkaline. Il se trouve entre ces cristaux, comme l'assûre l'Auteur ,

une fubftance très-rouge, de la confiftance du fuc
de framboife, qui fe diflout facilement dans l'eau
diftillée & lui donne une couleur rouge.

§. I X.

Le principe colorant, très-tendre, martial, fe
trouve répandu & difperfé dans le corail rouge au
moyen de la fubftance terreufe, faline & glutineufe, que nous avons recherchée & démontrée
jufqu'ici. La couleur rouge fait connoître, quoiqu'obfcurément, ce principe martial ; mais l'a-
nalyfe chymique de M. *Geoffroi* le met hors de
doute. Il a diflout du corail rouge dans l'acide vitriolique, filtré la diffolution, & l'a divifé en
deux parties ; il a verfé fur l'une de l'huile de tartre
par défaillance & concentré l'autre par une légere
évaporation ; après quoi il a obfervé qu'il fe pré-
cipitoit au fond de la premiere partie une poudre
blanchâtre, d'un caractere alkalin-terreux, mêlé
de quelques particules de mars qui s'attachoient à
la pierre d'aimant ; & il trouva dans la derniere, peu
de tems après l'évaporation, un vitriol de mars très-
tendre. Quant aux particules de cuivre, on les trouve
répandues çà & là entre les autres principes où elles
fe manifeftent par la couleur bleuâtre qu'elles donnent à certains coraux. Cependant je me fouviens
d'avoir lû quelque part qu'un certain Chymifte a
joint dans la premiere préparation des fleurs de fel
ammoniaque à des coraux pulvérifés, de couleur

rouge, mais qui cependant tiroient beaucoup fur
le bleu; qu'enfuite après avoir verfé deffus de l'efprit de vin, il en tira une très-belle teinture bleue,
fort femblable, quant à fa forme extérieure, à la
teinture de cuivre d'*Helvetius.*

§. X.

Quelques-uns prétendent auffi qu'il fe trouve
encore dans les coraux rouges un certain fouffre
folaire particulier, auquel ils ofent attribuer non-
feulement la couleur rouge, mais encore la
vertu confortative que la plûpart donnent aux
coraux rouges. Il n'eft cependant rien de plus vrai
que ce principe doré des coraux, eft un être imaginaire que l'on ne peut démontrer folidement par
aucune expérience. La couleur rougeâtre que l'on
peut connoître par les obfervations précédentes &
par d'autres femblables, doit uniquement s'attribuer aux particules martiales très-tendres, difper-
fées dans toute la maffe des coraux; & comme
cette fubftance folaire ne s'y trouve point, je ne
vois pas comment ceux qui foutiennent qu'ils ont
une vertu cardiaque & confortative, pourront prouver & démontrer ces vertus fuppofées : ils en ap-
pelleront fans doute à l'expérience, & en changeant
un peu leur hypothéfe, ils dériveront peut-être ces
effets des molécules martiales changées en un vitriol
très-tendre par l'acide des premieres voyes, & ils
prétendront qu'alors elles refferrent légérement les

fibres, & peuvent conséquemment fortifier un peu
les membranes ; c'est de là, dis-je, qu'ils déduiront
ces effets médicinaux qu'ils ne peuvent attribuer
au principe solaire, puisqu'il ne s'y trouve point.
Je ne disconviens pas que j'embrasserois plus volontiers cette derniere opinion, qui au premier
coup d'œil paroît assez vraisemblable, s'il se trouvoit une plus grande quantité de principe martial
dans les coraux rouges, & s'il y avoit par conséquent une juste proportion entre la cause & l'effet ;
mais comme il ne s'y en trouve qu'une très-petite
quantité parsemée entre les autres principes, je
n'ose pas encore me décider tout-à-fait. La seule
expérience dépourvûe de raisons solides qu'allé-
guent ordinairement les défenseurs de ce sentiment ne m'en impose point, instruit que je suis
d'ailleurs que cette expérience est très-souvent tu-
multueuse, défectueuse, & par conséquent très-
fausse ; que les effets que d'ignorans Médecins,
aveuglés par les préjugés, attribuent à tel ou tel
reméde, & qui ne sont appuyés d'aucunes raisons
solides, doivent ordinairement leur source à l'ignorance de leurs causes.

§. X I.

Mais sans nous arrêter aux principes des coraux,
& à quelques-unes de leurs vertus imaginaires &
supposées, voyons jusqu'où s'étendent leurs vrayes
vertus médicinales. Pour dire librement ce que j'en

penfe, je crois que les coraux blancs donnés en poudre, ne produifent dans le corps aucun autre effet que d'éteindre l'acide prêter-naturel des premieres voyes en l'abforbant, & que les rouges peuvent à la fois refferrer les fibres à caufe des particules martiales très-tendres qu'ils renferment, & qui ont été changées par cet acide en un vitriol fubtil ; ils ont donc du rapport avec les autres fubftances terreufes anti-acides, & on ne doit attribuer aux coraux blancs aucune prérogative, ni au rouge quelque chofe de particulier, à moins qu'on ne veüille encore recourir comme le font quelques-uns à un foufre folaire, imaginaire, & le regarder comme le moteur de quelques effets particuliers.

§. XII.

On donne ordinairement les coraux en poudre ; on prépare néanmoins avec les coraux rouges différentes teintures avec diverfes menftrues. En effet, outre les acides qui font propres à diffoudre entiérement les coraux, les alkalis concentrés, les huileux & les inflammables fpiritueux, en attaquent un peu le principe colorant des coraux, furtout par le fecours d'une longue digeftion ou de quelqu'autre opération femblable. Il faut néanmoins convenir que la plûpart des teintures des coraux fe font plutôt avec des menftrues huileux ou fpiritueux inflammables, plus ou moins dilatés & exaltés

par la chaleur pendant la digestion & la distillation, que par la sortie ou la dissolution des particules colorantes ; c'est ce que prouve manifestement
la couleur rouge qui vient après le phlegme , lorsqu'on met distiller dans une retorte le sel des coraux préparés simplement & des coraux blancs
mêlés avec le vinaigre.

CHAPITRE VIII.

Du cristal de roche , &c.

§. I.

Quoique nous tirions du régne minéral un
grand nombre de substances terreuses , absorbantes , on en fait cependant très-peu d'usage
aujourd'hui en médecine , & on ne trouve presque
plus dans les boutiques que le cristal de roche ,
l'agaric minéral , l'osteocole & les terres sigillées.

Le cristal de roche qui se forme dans les entrailles de la terre , dans les montagnes d'Islande , de
Suéde , de Norvege , d'Allemagne , de Bohème ,
de Suisse , de Hongrie & de plusieurs autres Pays ,
n'est pas, comme la plûpart des Anciens l'ont crû
avec *Pline* , une glace endurcie , mais plutôt une
pierre dure , transparente , qui par sa forme & son
brillant imite le diamant. Cette pierre est composée d'une terre minérale pure , & d'un peu de substance saline & glutineuse , qui est si étroitement

embarraſſée dans les parties terreuſes, qu'on ne
doit preſque y avoir aucun égard dans l'uſage que
l'on en fait. Les parties terreuſes ſe manifeſtent
d'elles-mêmes. Mais les ſalines & glutineuſes ne
peuvent être développées qu'au moyen d'une calcination qui rende cette pierre propre à s'amortir.
En effet, une fois que cette pierre a été calcinée à
pluſieurs repriſes, & éteinte autant de fois dans
l'eau froide, elle ſe diſſout enfin, comme l'aſsûre
Beccher, en une matiere muqueuſe, qui jette dans
la diſtillation un eſprit ſubtil & de l'huile. Le même
Auteur dit encore qu'il a vû le criſtal ſe diſſoudre,
& qu'après qu'on en eut ôté le menſtrue aqueux,
on trouva dans le fond du vaſe toute la diſſolution
du criſtal, ſéche, tranſparente, de la conſiſtance
de la gelée, molle comme de la cire, & légérement fuſible au feu comme l'eſt le borax. Les acides les plus foibles ne peuvent le diſſoudre, &
même les plus forts acides minéraux ne lui enlevent que très-peu de choſe. N'eſt-il pas manifeſte
par tout ceci, que cette pierre dure doit ſimplement
être miſe au nombre des médicamens tout-à-fait
inertes,& qu'on ne doit point compter ſur ſes vertus
dans les maladies qui proviennent de l'acide des
premieres voyes, & beaucoup moins encore dans
le cholera, contre les poiſons minéraux cauſtiques
& dans d'autres maladies ſemblables dans leſquelles
pluſieurs le recommandent comme un ſpécifique.

§. II.

Cette substance terreuse & friable qui se trouve en différens endroits de la Suisse, de la Transilvanie, &c., dans des trous & des cavernes souterraines, entre les fentes des rochers, se forme par le concours d'une liqueur blanchâtre, aqueuse & terrestre, ordinairement connue sous le nom de Marne, & qu'on appelle encore *Agaric minéral*. Pour peu que la Marne soit dissoute & légérement agitée dans l'eau, elle lui donne une couleur laiteuse. Les acides les plus puissans la dissolvent très-promptement en faisant avec elle une forte effervescence. C'est-là pourquoi on la doit regarder comme un reméde anti-acide, & je nie sans balancer qu'on puisse la mettre au nombre des spécifiques laiteux, ou des remédes qui fournissent une grande quantité de lait suivant une tradition superstitieuse. Je sçai à la vérité que l'acide prêter-naturel qui se trouve dans les premieres voyes, corrompt le chyle en le précipitant, & peut empêcher par conséquent comme cause éloignée une nouvelle génération du lait. Je sçais d'ailleurs que l'Agaric minéral est propre par ses vertus anti-acides à éloigner l'obstacle dont nous avons parlé. Avec tout cela je ne puis encore déduire la qualité spécifique qu'on lui veut attribuer de la seule vertu anti-acide qu'ont tous les corps de cette trempe.

§. I I I.

Les terres blanches figillées en général, telles que celle de Jérufalem, de Lemnos, de Turquie, de Malthe, de Strigonie, de Lignie ou de Galdeberg, &c., ne doivent plus, felon moi, être mifes au nombre des remédes choifis pour les maladies, quoiqu'on en ait fait autrefois beaucoup de cas, & qu'à caufe de leurs vertus incraffantes & befoardiques ordinaires, on les ait beaucoup recommandées dans différentes maladies, & furtout dans les fiévres malignes, les hectiques, dans les hémorragies, &c. Ce ne font en effet que des terres graffes, qui tiennent de la nature de la Marne, qui caufent ordinairement beaucoup de péfanteur aux eftomacs foibles, quoi qu'elles foient plus tendres que les terres ordinaires, & elles fe changent très-facilement en une maffe tenace & plâtreufe avec les crudités muqueufes des premieres voyes, fi elles n'y trouvent une grande quantité d'acide.

Si l'on verfe de l'efprit de vitriol un peu affoibli avec de l'eau fur les terres figillées blanches, il ne fe fait aucune effervefcence. On voit néanmoins s'élever fur le champ quelques bulles, & il s'amaffe auffi infenfiblement fur la furface de la liqueur un peu de matiere écumeufe. J'ai tiré un magiftere totalement infipide, jaunâtre, de quinze grains d'une efpéce de terre figillée blanche de Silefie, fur laquelle j'avois verfé deux gros d'efprit

de vitriol , & que j'avois fait très-bien digérer au
bain de fable pendant feize heures ; après l'avoir
précipité avec un alkali fixe en liqueur , avoir filtré, édulcoré & defféché , je laiffai ce magiftere
dans la liqueur ; après la précipitation, fa grande
tendreffe & fa légéreté me le faifoient paroître affez
gras & en grande quantité , & il reffembloit par
fa couleur & fon port au mouft de bierre ; mais
une fois que je l'eus féparé en filtrant la liqueur &
que je l'eus fait deffécher, il ne péfoit plus que fix
grains, & ne montroit plus aucun veftige d'onc-
tuofité. Je dois encore obferver ici que lorfque je
le précipitai avec l'alkali , il fe fit une très-violente
effervefcence , ce qui fait clairement connoître
que toutes ces efpéces de terres figillées éteignent
peu de l'acide de la liqueur qu'on employe pour
les diffoudre , & que par conféquent elles n'ont
dans l'eftomac aucunes grandes vertus anti-acides.

§. IV.

L'ofteocolle par rapport à ces vertus médicinales, eft encore de bien moindre utilité que les
terres dont nous venons de parler ; elle eft ou
grife, ou blanchâtre, ou jaunàtre, & on la trouve
dans différens endroits fablonneux de la Franconie,
le Pays des Haffes, la Marche, le Brandebourg,
la Pomeranie, la Siléfie, la Pologne, & autres
Pays où elle croî: fous terre en plus ou moins grand
volume. *Becman* rapporte qu'il a vû l'ofteocolle

jetter en terre de si profondes racines , qu'on en a
suivi quelques veines jusqu'à une profondeur assez
considérable. Ces veines affectent ordinairement
la perpendiculaire & on en voit rarement s'étendre
horisontalement ; elles n'ont pas par tout la même
épaisseur , & on les trouve dans la même forme
que les plantes qui croissent sur la superficie de la
terre. Elles forment un tronc à peu près de la
grosseur de la jambe , dont les rameaux ne sont
quelquefois pas plus gros que le petit doigt. L'osteocolle demande un certain tems avant d'être en
maturité ; ce qui le prouve , c'est que celle qui se
forme dans l'endroit d'où l'on en a tiré l'année
précédente , ne devient jamais assez dure si on la
tire trop-tôt, qu'elle reste toujours molle & friable.
Becman pense que ce sont des racines des plantes
autour desquelles cette matiere s'assemble , qui lui
donne sa figure ; d'où il arrive que cette espéce de
marne s'attachant plus étroitement le long de la
division des racines , prend par la suite la figure
& la forme d'une plante. C'est-là aussi par-là qu'on
peut rendre raison pour quoi l'axe de son tronc &
celui de ses rameaux s'étendent toujours en lar-
geur. En effet, on voit cette espéce d'axe se détruire
insensiblement , l'osteocolle s'éclaircir dans son
centre, lorsque la racine autour de laquelle elle
s'est moulée , s'est peu à peu pourrie & enfin réduite en poudre ; il arrive néanmoins quelquefois
que

que l'osteocolle est solide dans son milieu, qu'on
n'y trouve point la canelure dont nous venons de
parler ; il est bien vrai que l'osteocolle ne s'est pas
alors attachée autour de quelque grosse racine,
mais qu'elle s'est simplement moulée autour d'un
grand nombre de petits filets ; c'est-là pourquoi on
y observe encore des pores dans sa longueur, qui
répondent aux canelures qui se voyent dans des
rameaux plus forts. Le sable des endroits où se
se trouve l'osteocolle, est en général d'une couleur jaunâtre ; après quoi l'on en découvre de blanchâtre, plus gras, qui écarté de même que le pré-
cédent en laisse voir de brunâtre, un peu gras, &
qui malgré la chaleur & la sécheresse de celui qui
le couvre, est en quelque façon humide ; semblable à du bois pourri. Il se disperse çà & là sous les
sables comme l'osteocolle ; c'est ce que les Mineurs appellent ordinairement fleur d'osteocolle.

L'osteocolle que l'on trouve de cette façon est
toute molle, mais cependant plus friable que
ductile ; c'est pourquoi lorsque les Mineurs veulent avoir en entier le tronc & les branches, ils
ont soin de la dégarnir exactement par tout du
sable qui l'environne, & de la laisser s'endurcir
pendant quelque tems, comme elle le fait effectivement dans l'espace d'une demie heure, une fois
qu'elle est exposée à l'air libre & aux rayons du
soleil.

Section II.

E

Nous ajoûterons encore ici , que *Neuman* qui a foigneufement recherché la vraye origine & la formation de l'ofteocolle , differe de *Becman* en ce qu'il ne prétend point feulement que des racines de plantes, telles qu'elles puiffent être, fervent de bafe à ce mixte , mais que c'eft ordinairement au tour de celle de peuplier qu'il s'attache. **Si** cela eft fans exception , il fuit qu'on ne doit plus retrouver ce mixte dans le même endroit d'où on l'a tiré l'année précédente , comme le veut *Becman* , puifqu'il ne s'y trouveroit plus de racine pour lui fervir de bafe.

§. V I.

Quant à la compofition de ce mixte , c'eft un mêlange de fable & de terre groffiere de la nature de la marne , parmi lefquels il fe trouve très-peu de particules bitumineufes , falines , acides & urineufes. On en tire au moyen d'une forte diftillation à fec , des parties bitumineufes , falines & urineufes ; on peut les réunir de maniere que les bitumineufes reffemblent à une huile empireumatique analogue au pétrole , & que les autres inhérentes aux parties aqueufes forment une liqueur alkaline ; quant aux parties acides qui ont du rapport avec le fel commun , on les fépare du mixte en verfant deffus de l'huile de vitriol , & elles fe réuniffent peu à peu en une liqueur fpiritueufe ordinaire , fi on y verfe cet acide dans une retorte tubulée. On conçoit facilement comment la plûpart des ingrédiens de ce mixte se forment sous terre ; quant à ses particules urineuses, il n'est pas douteux qu'elles proviennent de la putréfaction des racines sur lesquelles il s'est moulé.

§. VII.

L'osteocolle se dissout en partie dans les menstrues acides, & la quantité qui s'en dissout varie suivant les differentes espéces d'acides dont on se sert pour cet effet. Ceci se trouve confirmé par *Neuman*, qui voulant essayer l'effet que produiroient differens acides sur un demi gros d'osteocolle, la fit dissoudre, divisa cette dissolution dans differens vases, versa sur une partie un demi scrupule de vinaigre distillé, sur un autre un scrupule six grains d'eau régale & d'esprit de nitre, sur une autre encore quatre grains d'huile de vitriol. Chacune de ces dissolutions se trouva teinte d'une couleur jaune, l'une plus foncée, l'autre plus claire. On observoit même cette couleur jaune, quoique plus foible & en quelque façon blanchâtre dans le reste du mixte qui n'avoit pû être dissout, si on en excepte le résidu de la dissolution faite avec le vinaigre distillé, lequel avoit conservé sa couleur naturelle.

§. VIII.

Quelques-uns regardent ce mixte comme un spécifique contre les fleurs blanches, les gonorrhées, les fractures ; & même dans ce dernier cas, comme un reméde excellent pour régénerer le cal ; cependant je ne vois pas avec tout cela à quelle partie de ce mixte on peut attribuer ces vertus singulieres. Je le regarde donc comme un médicament inerte dans les maladies ; je ne lui trouve tout au plus qu'une foible vertu anti-acide, & je ne vois pas comment il peut être propre à régénerer le cal, soit qu'on le prenne intérieurement en poudre, ou qu'on le fasse entrer dans les emplâtres pour les fractures.

C H A P I T R E IX.

De la chaux vive & de l'infusion aqueuse qu'on en prépare.

§. I.

LA chaux vive qui n'a point encore été dissoute par les vapeurs de l'air ou par quelqu'autre humidité plus grossiere, a extérieurement la figure d'un corps sec, pierreux & terreux, d'un blanc obscur, tirant un peu sur le jaune ; on la prépare ordinairement par une forte calcination que l'on fait des pierres à chaux que l'on tire en très grande quantité des montagnes & des collines. Ces pierres sont composées de beaucoup de terre, d'un peu de substance onctueuse & d'une très-petite quantité d'acide minéral vitriolique. La terre se mani-

fefte d'elle-même , la fubftance onctueufe fe fait
affez connoître par la ténacité & la vifcofité qui
s'obferve dans la chaux vive , & c'eft par la diftil_
lation qu'on en tire l'acide vitriolique. On met
pour cet effet une certaine quantité de pierre à
chaux, récemment cuite dans une grande rétorte ;
on lute la rétorte avec le récipient , on l'expofe à
feu nud ; & au moyen d'un feu très-violent, on
tire de la chaux une liqueur aigrelette , qui
par fes propriétés a beaucoup de rapport avec le
phlegme du vitriol , ou avec l'efprit de vitriol noyé
dans beaucoup d'eau ; il paffe auffi dans le récipient un peu de liquide urineux qu'on ne découvre point dans la pierre à chaux avant fa diftillation à fec, & qui s'eft enfin formé en la calcinant
au feu d'enfer.

§. I I.

La violente calcination qu'on fait effuyer aux
pierres à chaux change ou transforme plus ou
moins les parties dont ces pierres font compofées ;
la terre en devient plus poreufe & plus foluble , la
fubftance onctueufe en partie plus tendre , & le
fel acide fe joignant très-étroitement avec la terre
plus fubtile & foluble , & avec un peu de fubftance
onctueufe , dégénere en un fel fixe , alkali , néanmoins très-terreux , & en partie en un fel volatil ,
fulphureux & urineux ; de forte qu'on peut afsûrer
que la chaux vive eft compofée d'une terre groffiere

E iij

anti-acide, d'une matiere groſſiere graſſe & gſu-
tineuſe, d'une ſubſtance terreuſe-ſaline-alkaline,
& ſulphureuſe-ſaline-urineuſe.

§. I I I.

La vertu qu'a la chaux vive pour diſſoudre les
concrets minéraux, fait aſſez connoître ſon principe terreux-ſalin-alkalin. En effet, lorſqu'on fait
boüillir le ſoufre commun & le ſoufre d'antimoine
avec l'eau de chaux vive bien ſoulée, il en réſulte
une décoction rouge, & ces ſoufres ſe diſſoudent
auſſi parfaitement que ſi on les avoit fait boüillir
avec quelqu'autre ſel lixiviel-alkalin-concentré.
Cette expérience réuſſit plus promptement, & la
partie ſulphureuſe ſe ſépare auſſi plus vîte de l'antimoine crud pulvériſé, lorſqu'on ſe ſert d'une
leſſive préparée avec les cendres gravelées & la
chaux vive, ou que l'on mêle la chaux vive même
avec une quantité ſuffiſante de ſoufre pulvériſé, &
qu'on en fait enſuite la coction. Lorſqu'on s'y eſt
pris de cette façon, la liqueur qui en réſulte eſt
d'un rouge foncé, devient tranſparente lorſqu'elle
eſt filtrée ; & ſi en hyver on la met évaporer à la
chaleur d'un fourneau chaud, elle dépoſe, comme l'obſerve *Sthal*, un ſédiment épais-ſalin-ſec &
en grande partie criſtallin, qui, quoiqu'il ne puiſſe
ſe diſſoudre entiérement dans l'eau, fait aſſez voir,
comme l'obſerve le même Auteur, ſa conſiſtance
ſaline par la facilité avec laquelle il traverſe le

filtre avec l'eau qui le tenoit auparavant en diſſolution. Ce ſédiment terreux-ſalin & un peu amer,
qui ſe forme toutes les fois que l'on mêle l'eau de
chaud avec un acide quelconque, approche fort
de la nature du tartre vitriolé, & provient ſans
doute des parties terreuſes-ſalines & alkalines
de la chaux vive, des parties acides-vitrioliques
qui ſe ſont ſéparées du ſoufre pendant la coction,
& de celles du phlogiſtic qui donne la couleur
rouge à l'eau ; toutes parties plus ou moins dé-
barraſſées de celles qui les fixoient.

§. IV.

Ceci eſt ſurtout confirmé par l'expérience de
M. *Dufay*, qui a communiqué dans les Mémoires
de l'Académie Royale des Sciences, une nouvelle
méthode pour tirer le ſel de la chaux vive, quoique ce ſel ſoit très-terreux & qu'il ait très-peu de
ſaveur. Pour cet effet on prend quelques livres
(dix par exemple) plus ou moins de chaux vive,
on la concaſſe groſſiérement, on la met dans un
creuſet avec du charbon, alternativement couches
ſur couches, & on la fait calciner dans un fourneau juſqu'à ce qu'elle ſoit devenue un peu rouge ;
après quoi on l'éteint dans l'eau. On met enſuite
l'eau empreinte du ſel qu'elle a tiré de cette matiere rouge & calcinée qu'on y a éteint à pluſieurs
repriſes, à boüillir avec la chaux pendant une
demie-heure ; puis on en ſépare la chaux en dé-

cantant la liqueur & en la filtrant ; on fait évaporer
la liqueur qui eft tranfparente , & on a le fel que
l'on cherchoit. Ce réfidu falin eft d'une faveur
tout-à-fait falée. Pour le goûter , il ne faut pas fe
contenter d'en mettre feulement quelques goutes
fur la langue ; mais il faut en prendre une cuillerée
entiere pour mieux s'afsûrer de fon âcreté faline.
On ne peut jamais bien faire blanchir ce fel , il
boüillonne d'abord très-fortement avec les acides
que l'on verfe deffus avant fa nouvelle diffolution
& fa dépuration ; mais une fois que les parties terreufes en ont été féparées par une folution & une
filtration réiterée , il ne peut plus faire effervefcence avec les acides , quoiqu'il tombe très-promptement en défaillance , lorfqu'on l'expofe dans des
caves où il fe réfout en une liqueur jaunâtre. Il
faut une très-grande quantité d'eau , & prolonger
pendant long-tems la coction pour diffoudre ce
fel. Ceci paroîtra peut-être paradoxe par rapport à
la grande facilité avec laquelle il tombe en déli-
quium , lorfqu'on l'expofe à l'air dans les caves ;
fa faveur & fa couleur faifant d'ailleurs affez voir
qu'il a du rapport avec la liqueur àcre , jaune &
rouge , que l'on tire de la chaux déja éteinte après
l'avoir mife dans une retorte & expofée à un feu
violent. A tous les moyens que les Chymiftes ont
employé pour démontrer le fel alkali de la chaux
vive , on rapporte encore la chaleur qu'elle con-

tracte , & sa dissolution lorsqu'on l'expose à l'humidité de l'air. On attribue aussi à cet alkali l'ébullition dans laquelle elle entre lorsqu'on verse de l'eau simple dessus , ébullition qui quelquefois est si violente, qu'il s'éleve plusieurs bulles vers la surface de la liqueur , & que l'on voit même dessus s'exaler en l'air des vapeurs grossieres , âcres & mordicantes, & que l'eau en paroît boüillir par ce moyen dans ce mêlange comme si elle étoit sur le feu ; mais je n'oserois regarder ceci comme quelque chose de conséquent , d'autant plus que les Auteurs ne sont non-seulement pas d'accord sur la vraye cause de ce phœnomene , mais encore sur sa dénomination. En effet , les uns prétendent qu'on doit donner au mouvement qui se fait lorsqu'on a versé de l'eau sur la chaux vive , le nom d'ébullition , d'autres l'appellent effervescence chaude. Les uns déduisent la chaleur forte qui accompagne ce mouvement des particules ignées & étherées très-subtiles , qui se sont insinuées dans la chaux pendant la forte calcination à laquelle elle a été exposée , & qui sortent de ses pores relâchés par l'eau que l'on verse dessus. Mais comment a-t'il pû se faire qu'une matiere étherée & ignée très-subtile fortement agitée ait pû être renfermée pendant si long-tems dans un corps terreux de cette espéce , & y être si bien cachée qu'elle ne donnât aucun signe de chaleur une fois que la chaux est refroidie ?

Ou comment une matiere ignée, fubtile, que l'on fuppofe inhérente & enchaînée dans la matiere dans laquelle elle eft, & qui y eft réduite à un repos parfait, a-t'elle pû être pouffée & expulfée fi-tôt & fi fortement par l'intrufion de l'eau qu'on a verfé deffus, & être de nouveau déterminée à reprendre un mouvement de feu des plus accélerés ? Il y a plus de vrai-femblance dans le fentiment de ceux qui prétendent qu'on doit mettre cette efpéce d'ébullition au nombre des efpéces d'efferveſcences chaudes, & l'attribuer à un concours, à un conflit, à une trituration forte & inteftine, ou des parties acides & alkalines inhérentes enfemble dans la chaux, ou même encore du principe terreux-alkalin, furtout du volatil-fulphureux & urineux, qu'une forte calcination a produit dans la chaux, & d'un acide fubtil niché dans les pores de l'eau. Il y a très-fûrement dans la chaux vive un principe terreux-falin-alkalin, & on ne doit avoir aucun doute fur l'acide des eaux ordinaires, foit de pluye ou de riviere, ou de toute autre fource qui fortent des entrailles de la terre, où il fe trouve beaucoup plus d'acides fpiritueux que dans l'air. En effet, il eft conftaté par les analyfes chymiques que les eaux de fontaines, même les plus pures, ne laiffent pas de renfermer des particules très-tendres qui fe manifeftent lorfqu'on verfe deffus une liqueur alkaline concentrée, qui fans leur faire

perdre de leur tranſparence , ſe réuniſſent & forment un petit nuage rare, lequel s'attache en partie
au fond & en partie aux parois du vaſe. La queſtion
ſe réduit donc à ſçavoir quel eſt le menſtrue qui a
rendu ces particules terreuſes ſolubles , au point
qu'elles paſſent librement avec l'eau à travers
quelque filtre que ce puiſſe être , & qui les a tenues
ſuſpendus dans l'eau ? Certainement , ſi je ne me
trompe , c'eſt l'acide ſubtil que l'on en tire par
force , au moyen de l'alkali liquide qu'on verſe
peu à peu deſſus , & qui par ce moyen n'eſt plus
capable de les diſſoudre davantage & de les tenir
ſuſpendues , d'où il arrive que ces particules ou ces
corpuſcules ſpécifiquement plus peſans que l'eau ,
ne peuvent plus y nager plus long-tems ni paſſer
avec l'eau à travers le filtre , parce qu'ils ont perdu
leur caractere ſalin. J'avoue que j'embraſſerois
cette hypothéſe qui me paroît plus probable que
les premieres , ſi je n'étois balancé par une expérience contraire , qui m'a fait voir que la chaux
vive fait efferveſcence non-ſeulement avec l'eau
ſimple & pure , mais encore avec les liqueurs alkalines tant fixes que volatiles & urineuſes , quoique ce mouvement ſoit un peu plus foible que
dans l'eau pure , que le mêlange ne s'échaufe qu'un
peu plûtard , & que la diſſolution de la chaux ſe
faſſe plus lentement. Or comme il eſt conſtaté par
tout ceci qu'on ne peut expliquer ces phœnome-

nes par l'action feule d'un acide fimple , fubtil ;
niché dans les pores de l'eau , & le concours de
l'alkali renfermé dans la chaux : on peut encore à
jufte titre demander quelle peut être l'autre caufe
principale d'un effet fi fingulier ? Je trouve plus de
vrai-femblance dans le fentiment de ceux qui attribuent cette ébullition & la chaleur qui réfulte
de ce mêlange , à une certaine fubftance tendre ,
mobile , fulphureufe , qui pendant la calcination
s'eft formée d'un acide fubtil vitriolique , & d'une
matiere graffe & onctueufe , & le déduifent de fa
réfolution & de fon mouvement de chaleur , lorfqu'un air un peu humide ou l'eau s'infinuent dans
les pores de la chaux. En effet , la chaux vive paroît avoir dû rapport avec la pierre de Boulogne &
le phofphore de *Baudouin*. Examinons donc ces
mixtes.

La pierre de Boulogne fe trouve en differens
endroits de l'Italie , furtout dans le territoire de
Boulogne aux environs du Mont Appennin & dans
le Mont Paterne. Elle eft grisâtre , pefante , chargée de parties fulphureufes. Etant calcinée , après
avoir auparavant été préparée de la maniere dé-
crite par M. *Homberg* , elle reluit comme un charbon ardent dans les endroits obfcurs , fi on l'a expofée auparavant à l'air libre pendant quelque
tems , furtout d'un beau tems. Le phofphore de
Baudouin , qui eft une préparation de chaux cal-

cinée avec l'efprit de nitre, & qui à certains égards
eft fort analogue à la chaux vive, jette auffi une
pareille lueur dans les ténébres ou même à
l'ombre.

Mais quelle difference, diront quelques-uns, fe
trouve entre cette lumiere foible, paffagere & fans
chaleur, & la chaleur forte qu'excite la chaux vive
dans l'eau ? Je ne difconviens point qu'il n'y ait
beaucoup de difference entre cette lumiere &
l'embrafement de l'eau avec la chaux ; cependant je ne vois pas qu'elle foit tout-à-fait fi
grande, qu'on ne puiffe donner ici pour exemple ces corps pour plus grand éclairciffement,
& qu'on ne puiffe en quelque façon les comparer, quant à leur caractere, à la chaux vive.
Ils ont en effet tant de rapport avec ce mixte,
quant à leurs principes & leur préparation, qu'il
ne paroît plus y avoir aucun doute, qu'il ne fortîr
un feu actuel de la chaux, lorfqu'expofée à un air
un peu humide, elle vient à s'éhauffer, fi elle ren-
fermoit une plus grande quantité de parties fulphureufes, comme nous le voyons arriver dans le
pyrophore de M. *Homberg*, qui eft une poudre
compofée d'alun calciné & de jaunes d'œufs, ou de
toute autre matiere chargée de beaucoup de phlogiftic, préparée par une forte calcination ; poudre
qui eft en grande partie fulphureufe, & s'allume
auffi-tôt qu'on l'expofe à un air libre, quoiqu'on

eût pû la conferver pendant long-tems dans une bouteille bien bouchée, fans qu'elle fe fût embrafée. Au refte, ceci nous fait connoître que les fubftances fubtiles, mobiles & fulphureufes, requierent differentes caufes impulfives pour leur embrafement, & que tantôt elles produifent un feu groffier & excitent une chaleur fenfible, & que d'autres fois au contraire elles s'enflàment fi légérement, qu'on les connoît moins par la chaleur qu'elles caufent que par la lumiere qu'elles jettent.

§. V.

Outre le principe terreux-alkalin-fixe de la chaux, il s'y en trouve encore un volatil-fulphureux & urineux. On ne peut cependant dégager & féparer ni l'un ni l'autre de ces principes de la terre & de la fubftance onctueufe groffiere qui les retient, par le moyen d'un feu fec ; il faut encore de plus un air humide & même de l'eau, ce qui paroît étonnant par rapport au dernier de ces principes. Car lorfque la chaux s'éteint dans l'air ou qu'on l'éteint dans l'eau, il s'en éleve des vapeurs âcres, mordicantes, femblables à celles qui fortent des murs nouvellement blanchis, & qui ne font pas encore féchés, quoiqu'à la vérité en moins grande quantité. Bien plus, les particules volatiles fulphureufes & urineufes, paffent avec les autres parties fpiritueufes, fi on mêle la chaux vive avec le fel ammoniac dans le tems qu'on en tire l'esprit , au lieu de cendres gravelées ou de sel de tartre, & elles rendent l'esprit qu'on en tire plus âcre & plus chaud qu'à l'ordinaire. Je sçais que d'autres admettent une autre cause de cette plus grande âcreté , & qu'ils la déduisent de la destruction d'une terre très-tendre inhérente au sel urineux ; mais je ne crois pas que ce soit là la seule qui puisse avoir lieu dans ce cas , & je pense qu'il faut aussi y faire entrer pour quelque chose les parties urineuses & sulphureuses que fournit la chaux vive qu'on y ajoûte.

§. V I.

La chaux vive ne s'employe gueres en substance en médecine , comme corps terreux très-crasse & caustique ; & jusqu'à présent on ne s'est servi , soit intérieurement soit extérieurement , que de son eau. Cette eau ne se prépare point comme l'a décrit *Burlet* , avec la chaux de Hollande qui se tire des coquilles d'huitres calcinées , mais avec la chaux vive ordinaire que nous venons de décrire , & de la maniere qui suit. Prenez une livre de chaux vive, & versez dessus six livres d'eau de pluye ou d'eau de fontaine très-pure. Lorsque l'ébullition cesse , laissez le mêlange en digestion dans un endroit frais , pendant vingt-quatre heures ; filtrez ensuite la liqueur & la gardez pour l'usage. On peut verser sur le résidu une égale quantité d'eau, & on a par ce moyen une seconde eau de chaux

plus foible que la premiere. Si on en verfe une
troifiéme fois, l'eau qu'on en retire n'a plus aucune force. Néanmoins fi après cette troifiéme
leffive on fait calciner de nouveau le réfidu, il re-
devient actif & peut encore communiquer fa vertu
à l'eau.

§. V I I.

L'eau de chaux récente, abonde en parties ful-
phureufes-urineufes - terreufes - falines-alkalines-
fixes, & particuliérement en terreufes-tendres. La
terre, furtout lorfqu'elle s'eft affociée avec les
particules falines-alkalines, a beaucoup de rapport
avec la magnéfie blanche fi vantée, fi ce n'eft
qu'elle eft un peu plus rude, & qu'elle n'a point
comme la magnéfie une fubftance falée, qui s'y
trouve en petite quantité. L'eau de chaux eft plus
active que celle qu'on a confervée pendant quelque tems. En effet, ces parties fulphureufes-fali-
nes aufquelles on doit attribuer fes vertus principales, s'évaporent peu à peu, comme on le connoît affez par la diminution de fon acrimonie, &
parce qu'il n'a plus autant de force pour diffoudre
les foufres : d'où il paroît qu'on ne peut point
préparer cette eau par la coction, fur tout par une
coction trop longue, bien moins encore lui donner plus d'activité par l'évaporation ; mais que dans
l'une & l'autre procedé elle devient entiérement
inerte & fans vertu, parce qu'elle eft dépoüillée de
fon

ſon premier principe, & qu'elle ne contient plus qu'une terre alkaline.

§. VIII.

Cette eau éteint l'acide prêter-naturel du ſang même & des autres humeurs. Elle déſeche les ſolides membraneux, & eſt en cela légérement aſtringente. C'eſt en qualité d'aſtringent, de légérement ſtimulant & en remuant un peu les fluides, qu'elle devient diurétique & diaphorétique, & qu'elle peut donner plus de fluidité aux humeurs ; il paroît aſſez par la facilité avec laquelle elle traverſe le filtre, & par la diſſolution de ſes principes dans l'eau, que ſon action ne ſe borne pas dans les premieres voyes, mais qu'elle s'étend juſqu'au ſang & aux autres humeurs.

§. IX.

On peut facilement, de ce que nous avons dit, déduire les vertus les plus ſpéciales de cette eau. Cependant avant de dire ce que j'en penſe, il ne ſera pas hors de propos de rapporter les vertus que les autres Médecins lui ont attribuées. *Burlet* rapporte qu'on la regarde en Hollande comme un ſpécifique dans la cachexie, dans les pâles couleurs, dans l'obſtruction des viſceres, le ſcorbut & l'hydropiſie, ſurtout ſi on la donne avec la teinture d'antimoine ou des métaux, & dans une proportion telle que ſur une pinte d'eau on en mette deux ou trois de teinture : on fait prendre tous les jours six onces de cette eau dans l'hydropisie & le scorbut. *Burlet* ajoûte que ce médicament devient plus efficace dans les pâles couleurs causées par la cachexie, si on ajoûte à quatre onces d'eau de chaux & autant de teinture des métaux un once d'aloés pulvérisé & deux gros de saffran de mars, qu'on laisse le tout en digestion pendant quarante heures, & qu'après avoir décanté la liqueur, on la fasse prendre peu à peu au malade. Il ajoûte que cette composition est meilleure pour les hydropiques, si on y fait entrer trois gros de jalap. On prescrit ce mélange à la dose de deux cueillerées par jour dans un boüillon convenable. L'eau de chaux, dit-on, arrête aussi les fiévres quartes opiniâtres, lorsqu'on joint la teinture des métaux, avec une légere quantité de teinture de quinquina.

§. X.

M. *Burlet* va plus loin, & la regarde comme un grand reméde dans toutes les playes & les ulcéres tant internes qu'externes, si on la mêle avec du lait ou qu'on l'ajoûte aux décoctions vulnéraires ; il ne la croit pas moins recommandable dans les hémor-ragies extraordinaires, la dyssenterie, les fleurs blanches, la strangurie, l'asthme ; dans les tumeurs internes qui n'ont pas encore dégéneré en cancer comme dans le scrophule, dans les humeurs froi-des qui ne sont pas invéterées, & il assure qu'on en doit attendre un grand secours si on en contitinue l'ufage pendant quelque tems. On la mêle ordinairement en France avec le lait de vache ou d'âneſſe, & on y ajoûte des remédes pectoraux lorſqu'on la veut preſcrire dans l'aſthme. Voici comme on la prépare ordinairement. On met dans quatre peintes d'eau de chaux vive, de ſaſſafras, de regliſſe & de ſemence d'anis, de chacune quatre onces; une demie livre de raiſin de corinthe. On fait infuſer le tout comme à l'ordinaire,& on preſcrit au malade cinq ou ſix onces de cette infuſion par jour.

§. X I.

Cette eau mitigée avec les teintures chaudes telles que celle d'antimoine, des métaux, &c., ſelon M. *Burlet*, convient mieux aux Hollandois & aux autres Nations Septentrionales qui reſpirent un air humide, épais, & ne vivent que d'alimens groſſiers & mal ſains, & qui par conſéquent ont les fibres lâches & les humeurs épaiſſes, plutôt qu'aux François & aux autres Nations plus méri-dionales, qui reſpirent un air plus ſec & plus chaud & qui vivent d'alimens plus tendres. C'eſt pourquoi notre Auteur conſeille de ne pas y join-dre pour ces derniers la teinture des métaux, de l'adoucir, de la tremper & de la donner en moin-dre doſe, parce que le long uſage de cette eau diminue l'appétit, reſſerre & maigrit peu à peu. Il recommande de boire de tems à autre quelques verres de bon vin, & de ne la jamais donner aux

perfonnes maigres , ni à celles qui font d'un tempérament fec ou attaquées de quelques obftructions du bas-ventre. On doit auſſi avoir les mêmes
égards toutes les fois que les maladies proviennent
d'une trop grande féchereffe ou d'un trop grand
reſſerrement.

§. X I I.

Je vais préfentement ajoûter ce que je penfe des
vertus de l'eau de chaux , après avoir rapporté ce
que M. *Burlet* & d'autres nous ont communiqué
de mieux fur les ufages internes de cette eau , &
j'examinerai fi on peut avoir quelque raifon appuyée fur les vrais principes de la médecine, pour
approuver ou défapprouver l'ufage interne de cette
eau dans chacune des maladies dont nous avons
parlé ci-deffus. Pour le faire avec plus d'ordre , je
diviferai les maladies dans lefquelles on peut prendre intérieurement l'eau de chaux en deux claffes.
Je rapporterai à la premiere la cachexie, l'afthme
pituiteux, la phthifie , les obftructions chroni-
ques des vifceres, l'hydropifie humide, la leucho-
phlegmatie, la fiévre quarte , le fcorbut , les
écrouelles & toutes les autres tumeurs froides. Je
renfermerai dans la feconde les hémorragies , les
playes, les ulcéres , les dyffenteries, les fleurs blanches & la ftrangurie. Les maladies de la premiere
claffe ont pour caufe principale le relâchement, &
l'atonie des parties nerveufes & membraneufes; &

Outre cette intempérie des humeurs, il peut encore s'y en trouver une acide tartareuse & muqueuse, ou salée & âcre. Or l'infusion de chaux vive, comme il a été constaté par ce qui a précédé, peut non-seulement au moyen de la terre très-tendre qu'elle contient, détruire l'acide prêter-naturel & resserrer légérement les solides relâchés en les desséchant, mais encore les exciter doucement, résoudre les fluides épaissis, & comme diurétique & diaphorétique, en chasser les impuretés au moyen de son principe alkalin, surtout de son principe volatil, sulphureux & urineux. On voit clairement, je pense, qu'on ne peut faire usage intérieurement de cette eau dans ces maladies, qu'avec beaucoup de précaution & de modération.

§. XIII.

Nous devons encore observer ici que l'on regarde cette eau comme propre pour détruire les écrouelles qui ne sont point invéterées, quoique dans les pays où ces maladies passent pour endémiques, on en attribue la cause principale aux parties plâtreuses & calcaires dont les eaux sont remplies. Néanmoins je crois qu'il faut dans ce cas-ci avoir plutôt égard à l'effet du principe sulphureux-urineux, qu'à celui du terreux, parce qu'en incisant les humeurs épaisses & coagulées, il détruit les obstructions des vaisseaux lymphatiques & des glandes. Le principe terreux peut cependant aussi resserrer

légérement les vaiſſeaux trop dilatés & ne concourt
pas peu à détruire ces ſortes de tumeurs.

§. XIV.

Quant aux maladies de la ſeconde claſſe, un Médecin rationnel doit avoir un peu plus de pré-caution ſur l'uſage interne de cette eau & avoir égard à bien des circonſtances. En effet, les aſtrin-gens ne ſont pas toujours un reméde infaillible dans les grandes hémorragies, & on ne peut en faire uſage dans la dyſſenterie & les fleurs blanches, à moins que dans les fleurs blanches il n'y ait des viſcoſités dans les premieres voyes, & qu'on n'ait dans la dyſſenterie détruit auparavant la fiévre qui en réſulte & les impuretés cauſtiques, en adou-ciſſant ou même en détruiſant entiérement l'in-flammation des inteſtins. Je m'en ſervirois plus volontiers pour calmer dans la ſtrangurie & pour deſſécher dans les ulcéres. L'uſage en deviendra néanmoins plus ſûr & les vertus médicinales plus efficaces, ſi on y ajoûte dans les maladies de la pre-miere & de la ſeconde claſſe, non-ſeulement dif-ferentes teintures, mais encore d'autres véhicules moins actifs, tels que ſont les infuſions & les décoctions de plantes & d'autres ſemblables ap-propriées à chaque maladie. Cette eau entre dans les épithemes qu'on applique ſur les parties gan-grenées : on s'en ſert encore plus fréquemment pour nétoyer, déterger & deſſécher les ulcéres impurs ; rongans & les vénériens chancreux.

CHAPITRE IX.

Du pied d'élan , du crâne humain , de la corne de cerf & des os du cœur de cerf.

§. I.

LE *pied d'élan* est une concrétion osseuse, dure, compacte & sans odeur, composée d'une grande quantité de terre alkaline & d'une petite quantité de gelée doucinâtre , que la coction ne peut jamais séparer de la terreuse. En effet , je n'en ai pû tirer qu'un gros & demi d'une once de la raclure de cet os, quoique je l'aye fait boüillir pendant fort long-tems & que je l'aye plusieurs fois changée d'eau ; enfin après les avoir fait calciner , il s'en est séparé environ deux gros sous la forme d'une fumée puante. D'où il paroît assez que le pied d'élan est composé à peu près d'une égale quantité de gelée & de terre alkaline. Les molécules terreuses sont étroitement adhérentes & enveloppées par les gélatineuses ; c'est-là pourquoi le pied d'élan réduit en poudre même la plus fine , ne se dissout que très-lentement & très-difficilement dans les liqueurs acides , même les plus fortes & les mieux concentrées ; car l'acide ne peut attaquer la partie gélatineuse & pénétre très-difficilement jusqu'aux parties terreuses , embar-

raſſées par les premieres , & ce ſont les ſeules que
l'acide puiſſe corroder & diſſoudre. D'où nous
connoiſſons qu'on ne doit pas eſpérer que l'acide
foible qui ſe trouve quelquefois dans l'eſtomac
puiſſe jamais le diſſoudre parfaitement.

§. I I.

Les Médecins tant anciens que modernes ont ſi
fort vanté ce reméde , à cauſe des vertus anti-
ſpaſmodiques & anti - épileptiques imaginaires
qu'on lui attribuoit , que la plûpart ne ſe ſont pas
fait de difficulté de l'employer comme un reméde
aſſuré pour calmer les convulſions les plus terri-
bles : mais qui pourra eſpérer de ſi grands effets
anti-épileptiques d'un reméde , dont la vertu anti-
acide eſt de beaucoup inférieure à celle des yeux
d'écreviſſe ? oſera-t'on attribuer ſa vertu ſinguliere
anti-ſpaſmodique à quelques grains de la gelée
qui ſe trouve dans la petite doſe que l'on en fait
prendre ordinairement , d'autant plus que les animaux qui vivent de chair ſont ſi habitués aux gelées temperées dont ils prennent tous les jours une
grande quantité pour ſe nourrir , qu'ils n'éprou-
vent aucun des changemens ſemblables à ceux
que produiſent ces gelées , lorſqu'on les fait prendre ſimplement comme médicament. Je n'ignore
pas que quelques-uns ont recours à certaines vapeurs actives , d'où ils déduiſent les vertus anti-
ſpaſmodiques de l'élan. Je ſçai de plus , comme

jé l'ai obfervé dans la Section préliminaire fur les médicamens en général, qu'on doit rapporter cette vapeur aux principes conftitutifs fuppofés du pied d'élan & des corps femblables.

§. III.

Le mal caduc dont les élans font très-fréquemment attaqués, furtout dans les mois d'été, a fans doute donné occafion au préjugé que l'on a fur les vertus fpécifiques du pied d'élan. Quelques Médecins fuperftitieux & trop ridicules fur les differens phénomenes de la nature ont rapporté, que lorfque ces animaux tomboient en épilepfie, ils fe grattoient la tête derriere les oreilles avec l'ongle du pied gauche (que l'on regarde en conféquence comme le plus efficace), qu'ils s'ouvroient par ce moyen une ou deux petites veines, & que le peu de fang qui en fortoit les délivroit tout d'un coup de cette attaque. Mais qui pourra s'en laiffer impofer par de femblables réveries, qui font entiérement contrariées par les relations des Modernes, beaucoup plus certaines? Je conviens que ces animaux, furtout ceux qui habitent les forêts de la Norvege, de la Laponie, de la Finlande, de la Lithuanie & de la Pruffe, font très-fujets à l'épilepfie ; mais je nie que cette maladie doive fon origine à une caufe telle, que l'effufion du peu de fang qui fort par ces fortes de playes puiffe fur le champ détruire la maladie, ou au moins la calmer.

Cette maladie eft plutôt occafionnée par des vers
& des infectes particuliers du genre des crabes,
qui fe nichent dans les narines entre les poils du
dos, qu'ils pénetrent même dans la cavité même
du crâne, où ils piquent fi vivement & rongent la
dure-mere & les autres membranes du cerveau,
qu'ils font tomber l'élan dans de violentes convulfions épileptiques, comme nous en inftruifent plus
en détail les obfervations du fçavant *Hilwingius.*

§. I V.

Les préjugés qui fe font répandus fur les vertus
médicinales du crâne humain de fujets morts de
mort violente, méritent une cenfure encore plus
févere que celle que nous venons de faire des vertus fuppofées du pied d'élan ; en effet, on ne peut
affez exprimer avec quelle aveugle confiance les
Médecins fuperftitieux ont employé ces remédes
contre le fpafme, l'épilepfie & les autres convulfions. Ce reméde cependant n'eft compofé que
d'une terre alkaline & d'une gelée qui en conftitue à peu près la quatriéme partie, & on n'y découvre aucune autre fubftance active à laquelle
on puiffe attribuer fa grande vertu anti-épilepti-
que. On ne doit regarder que comme des contes
& de pures fables tout ce que l'on dit des prétendus efprits qui fe trouvent dans le crâne humain.
D'ailleurs ce reméde infpire de l'horreur & en
même tems une fi grande répugnance aux malades,

que c'eſt une raiſon de plus pour le bannir du nombre des remédes choiſis.

Il eſt bien fâcheux que de tout tems les Médecins mêmes ayent tâché d'introduire des remédes obſcénes, ſales, malpropres, dégoûtans, capables d'inſpirer de l'horreur & tirés de l'homme même. *Galien* dans ſon dixiéme Livre des facultés des médicamens ſimples, a lui-même déclamé contre *Xenocrate l'Aphrodiſiaque*, pour avoir voulu introduire de ſemblables remédes. »Quelques-uns »de ces remédes, dit-il, ſont abominables & dé»teſtables, quelques autres défendus par les Loix; »& je ſuis ſurpris que *Xenocrate* ait pû en écrire »avec tant de liberté, lui qui n'eſt pas d'un ſiécle »ſi reculé, & qui vivoit dans le tems même où »l'Empire Romain avoit fait des défenſes expreſ»ſes de s'en nourrir; & il écrit avec autant de con»fiance, comme s'il l'avoit éprouvé, qu'on peut » ſe guérir de certaines maladies en mangeant du »cerveau, des chairs ou du foye humain; il déter»mine même quelles ſont les maladies dans leſ»quelles on peut ſe ſervir des os de la tête, des »cuiſſes, des jambes ou des doigts en partie brû»lés & en partie ſans l'être; enfin quelles ſont »celles dans leſquelles on peut faire uſage du ſang »même. Mais il n'y a rien dans tout cela, quoique »contre les loix, de faſtidieux ni de dégoûtant. Il »n'en eſt pas de même de la ſueur, de l'urine &

»du fang menftruel, furtout des excrémens qui
»répugnent & font horreur ; *Xenocrate* en a
»néanmoins déterminé les vertus, lorfqu'on s'en
»gargarife la bouche, le gofier, & lorfqu'on les
»avalle. Il a même indiqué les cas dans lefquels on
»pouvoit faire ufage de la matiere cérumineufe
»des oreilles. Quant à moi, je n'autoriferai ja-
»mais l'ufage interne, même de ce dernier remé-
»de, tant que l'on fuivra mes confeils dans le
»traitement de la maladie. Mais de tous ces remé-
»des je n'en trouve point de plus dégoûtant que
»les excrémens, &c.

§. V.

Je ne balancerai pas de préferer au pied d'élan
& au crâne humain la *Corne de cerf*, qui eft un
corps blanchâtre, compact, que l'on tire de la cir-
conférence & des extrêmités des cornes de cet animal, d'autant plus qu'elle fe diffout bien plus
promptement que le pied d'élan dans les liqueurs,
& qu'on peut la prendre fans répugnance.

On tire à peine deux gros & quelques grains de
gelée d'une once de raclure de corne de cerf que
l'on a fait bouillir dans de l'eau ; mais lorfqu'on la
fait calciner, tout le principe gélatineux fe réfout
en une fumée fœtide fi confidérable, que d'une
once entiere de raclure de corne de cerf, il ne refte
qu'une demi once & vingt-quatre grains de terre
alkaline. On la fait prendre en poudre porphirifée

pour détruire l'acide des premieres voyes, émouf-
fer l'acrimonie des humeurs & adoucir l'érofion
des parties ; cependant il vaut beaucoup mieux
dans le premier cas n'employer que la terre pure,
& dans le fecond la gelée tirée par l'ébullition,
ou faire entrer en grande quantité la raclure même
dans les ptifannes & les autres décoctions.

§. VI.

L'*Os de cœur de cerf* cruciforme, qui provient
de l'endurciffement & de l'offification de quelques
fibres de l'aorte dans les vieux cerfs, eft de la même
nature, contient les mêmes principes & produit
les mêmes effets que la corne de cerf. On l'apporte
ordinairement de Savoye. Nous devons néanmoins
avertir qu'on leur fubftitue très-fréquemment de
femblables os que l'on tire du cœur des bœufs, qui
font cependant un peu plus grands, & qu'on ne
laiffe pas de vendre au lieu de ces premiers à ceux
qui ne les connoiffent point. Au refte, il importe
peu que ces os foient de cerf ou de bœuf, puifqu'on leur trouve les mêmes caracteres & les
mêmes vertus.

CHAPITRE X.

De l'yvoire, du vrai unicorne, des dents de cheval marin, de castor & de sanglier ; des machoires de brochet, des pierres de perches & de carpes.

§. I.

NOus ferons à juste titre deux classes des simples indiqués dans ce Chapitre ; sous l'une nous rangerons l'yvoire, le vrai unicorne, les dents d'hyppotame ou de cheval marin, de castor & de sanglier ; & sous l'autre les machoires de brochet, les pierres de perche & de carpe, parce que les premiers sont d'une tissure plus dure & plus compacte, & ceux-ci d'une tissure plus rare & plus molle. On apporte de Guinée, d'Etiopie, de l'Isle de Ceylan, du Royaume de Siam & des autres régions de l'Afrique & des Indes Orientales, les dents d'éléphant mâle ; car elles ne paroissent point dans les femelles. Ces dents sont quelquefois si considérables, qu'une seule peut peser jusqu'à 100, 120, 150, & même jusqu'à deux cens livres. Le vrai unicorne qui a donné occasion parmi les Anciens à differentes relations fabuleuses, n'est certainement autre chose qu'une corne, ou pour parler plus exactement, une dent canelée & torse en quelque façon, du monocéros marin qui se trouve dans la mer Septentrionale, surtout aux environs de la Groenlande, & qu'on appelle ordinairement Narval ou Narwal. On ne fçait pas bien encore fi cet animal a deux de ces fortes de dents ou s'il n'en a qu'une. Néanmoins la plûpart des Ecrivains penfent qu'il n'en a effectivement qu'une qui pouffe dans la machoire gauche & s'éleve droit dans les adultes à deux aulnes & plus de longueur. Leur furface externe tire un peu fur le jaune, leur fubftance interne eft très-blanche & d'une tiffure plus compacte, plus dure & plus pefante que l'yvoire.

§. II.

Les dents de cheval marin qu'on n'apportoit autrefois que d'Egypte & que l'on tire actuellement de la Guinée & des autres régions maritimes d'Afrique, où on rapporte que cet animal amphibie fe trouve dans la mer noire & le long de ces rivages, ne fe trouve pas facilement dans les boutiques. Les Apoticaires leur fubftituent pour l'ordinaire les dents de vaches marines, & les vendent au lieu de ces premieres, mais elles font plus petites; & quelque longueur qu'elles puiffent avoir, elles n'ont jamais plus de 16 pouces, au lieu que celle de cheval marin font très-fouvent longues d'une aulne. Les dents de caftor qui font un peu courbées, rougeâtres dans leurs parties convexes, nous viennent de Pruffe, de Pologne, de Ruffie, du Canada, de France, &c., régions dans lef-

quelles cet amphibie fe trouve ordinairement dans
differens endroits près des fleuves & des lacs. On
connoît affez les dents de fanglier pour qu'il ne
foit pas néceffaire d'en donner ici la defcription.
Nous pouvons auffi par la même raifon nous dif-
penfer de parler des pierres ou des os triangulaires
de carpe, des pierres ou des petits os oblongs &
arrondis de perche.

§. I I I.

On obferve que comme les fimples dont nous
venons de parler different un peu quant à leur
tiffure, il s'y trouve auffi quelque différence par
rapport aux proportions de leur principe. Par
exemple, une once de raclure d'yvoire avec laquelle les dents de cheval marin, de caftor, de
fanglier & le vrai unicorne ont beaucoup de rapport, contient trois gros & feize grains de gelée;
une once de machoire de brochet en contient
trois gros douze grains. On en trouve fix gros &
fix grains dans une once de pierre de carpe, qui eft
beaucoup plus graffe que celles des autres.

§. I V.

Toutes ces concrétions offeufes font analogues
à la corne de cerf, quant à leur nature & à leurs
vertus médicinales, & c'eft pour les mêmes raifons que l'on fait ufage de l'yvoire; mais on ne
fait entrer les autres que dans les poudres, les
potions, les émulfions, & quelquefois auffi dans
les

les mafticatoires. La plûpart des Médecins leur
attribuent différentes vertus fpécifiques, & regardent l'unicorne comme un excellent reméde contre
les poifons de quelque genre qu'ils puiffent être,
dans l'épilepfie, les fiévres ardentes, la petite vérole, la rougeolle, & autres femblables maladies,
&c. ; les dents de fanglier, les dents de caftor & la
machoire de brochet, comme très - efficace dans
l'épilepfie des enfans, la dentition difficile, dans
l'efquinancie, la pleurefie & les autres inflammations des parties internes ; les dents de cheval marin, comme un prompt reméde dans les hémorragies exceffives, dans les fpafmes & les convulfions produites furtout par la peur, dans le calcul,
les accouchemens difficiles, & lorfque les vuidan-
ges font retenues, &c. ; enfin ils regardent les
pierres de perche & de carpe comme de grands
remédes dans les fuppreffions d'urines, la néphretique, le calcul, &c. : mais ce font-là autant de
fauffes traditions, dépourvûes de raifon, & qui ne
font appuyées d'aucune bonne obfervation. Je
crois donc qu'on pourroit facilement les retrancher de la matiere médicale, fi l'on en excepte
l'yvoire à laquelle on fubftitue très-fréquemment
la raclure de corne de cerf; car je fuis très-perfuadé
que peu de fimples de la claffe des terreux, tels
que font les pierres d'écreviffe & les coquilles ; de
la claffe des terres-gélatineux, tels que l'yvoire &

Section II.   G

la corne de cerf, fourniront abondamment à un
Médecin rationnel de quoi remplir les indications
qui fe préfentent dans les maladies où ces remédes
conviennent, & qu'ils produiront fûrement les
mêmes effets qu'on pourroit effectivement attendre des autres.

CHAPITRE XI.

De la pierre de Bezoard.

§. I.

ON diftingue ordinairement les pierres de
Bezoard en orientales & en occidentales.
Le Bezoard oriental eft une pierre un peu dure,
compofée de differentes couches concentriques,
placées les unes autour des autres. Il s'en trouve
de differentes quant à la couleur, à la grandeur &
à la figure ; elles n'ont d'elles-mêmes aucune odeur
ni faveur particuliere. Les unes (ce font les plus
rares) font groffes comme un œuf de pigeon, &
quelquefois comme un œuf de poule ; ce font auffi
les plus précieufes. D'autres au contraire, & celles-
ci en beaucoup plus grande quantité, ne pefent
quelquefois pas plus d'un fcrupule, d'un demi-
gros, d'un gros, &c. ; & font tantôt rondes, tantôt ovales, quelquefois cilindriques, ou d'une figure tout-à-fait irréguliere. Elles font teintes de
differentes couleurs, de jaune, de verd, de bleu .

de rouge, de noir ou bigarrées, c'eſt-à-dire, mêlées de jaune & de verd, ou de bleu & de noir. Les
meilleures, ſuivant *Kœmpffer*, ſont rondes & de
couleur bleue, verdâtre ou mêlangée de noir. On
fait moins de cas de celles qui ſont jaunes, rouſ-
ſes, ou de toute autre couleur, & qui renferment
une eſpéce de duvet dans des tubercules qu'on re-
marque en differens endroits de leur ſurface.

§. I I.

Les vrayes pierres de Bezoard oriental ſe forment dans le pylore, ou dans le fond le plus avancé du quatriéme eſtomac de la gazelle des Indes.
On rapporte qu'il ſe trouve dans un des côtés de
la cavité dont nous venons de parler, un petit en-
foncement enduit d'une humeur glutineuſe, qui
eſt comme la matrice de la concrétion pierreuſe
qui s'y forme peu à peu, & retient cette pierre
environnée d'une matiere glutineuſe, juſqu'à ce
que les Chaſſeurs l'en tirent après la mort de l'animal; il arrive auſſi quelquefois que l'animal encore
vivant la rend avec les excrémens, ſurtout s'il eſt
preſſé de la faim & qu'il en ait ſouffert pendant
ong-tems. Dans cette circonſtance cette pierre
ſort de ſon chatton, ou entiere, ou diſſoute à
cauſe de la moleſſe de ſa ſurface. La diſpoſition
des couches de ces pierres fait voir qu'elles ſe
forment de parties terreuſes & d'une certaine ſubſtance réſineuſe & mucilagineuſe, qui reſte après

la coction des alimens ; de maniere cependant que les petites pierres , ou de la laine, ou de la paille , ou quelques portions d'écorce que ces animaux avalent avec leurs alimens, font le germe & la bafe de ces fortes de pierres, & c'eft fur ces bafes que les molécules terreufes, réfineufes & mucilagineu- fes commencent à s'attacher. On ne trouve ces efpéces de chévres fauvages , qui portent les bezoards orientaux que dans la *Chorafmie* & dans le *Laar*, qui font deux Provinces de la Perfe où elles habitent feulement fur les montagnes, fur- tout fur le Mont *Baarfi*, qu'elles préferent à caufe de la grande quantité de differens genres de plan- tes qui y croiffent ; & ce font les réfineufes & les aléxi-pharmaques qu'elles choififfent pour leur nourriture. Toutes les gazelles de cette montagne ne produifent pas de bezoard. Il ne s'en trouve , ce qu'on doit obferver, que dans les plus vieilles, & rarement en trouve-t'on deux ou plus dans la ca- vité dont nous avons parlé , mais au moins y en trouve-t'on ordinairement un.

§. I I I.

La pierre de bezoard occidental fe diftingue tant par l'épaiffeur de fes lames, que par fa plus grande moleffe & fa friabilité. Elle fe forme à peu près de même dans les ventricules des chévres fau- vages du Pérou, des reftes terreux & glutineux de leurs alimens qui n'ont pû être digérés , & de quelques-autres parties hétérogênes qui s'y mêlent par hazard. Il est ordinairement d'une couleur noire, cendrée ou verdâtre. On l'estime beaucoup moins que l'oriental. On le croit aussi bien inférieur en vertus. Cette opinion néanmoins n'est appuyée d'aucune raison solide, comme nous le ferons voir plus amplement dans la suite.

§. I V.

Les Marchands insatiables du gain, substituent très-souvent aux vrais bezoards orientaux d'autres pierres qui ont à peu près la même forme, & qu'ils ne laissent pas de vendre bien cher en place des vrayes, que l'on tire d'animaux qui different plus ou moins de la gazelle, tant par leur nature que par les differens Pays qu'ils habitent. On en vend même de purement factices, adroitement composée de quelques espéces de terre & de substances glutineuses & résineuses, dignes fruits des amusemens des Eunuques du Sophi de Perse & des Bracmanes dans l'Inde ! Ces falsifications sont si ordinaires, que quelques Auteurs ont cru avec beaucoup de raison qu'on ne nous en apportoit aucune naturelle. C'est sans doute ce maquignonnage, qui a été une des causes principales qui a engagé les Marchands, les Apoticaires & les Médecins, tant Anciens que Modernes, à faire tant de recherches pour découvrir & bien indiquer les notes caractéristiques des vrayes pierres de bezoard. Je

ne vois cependant pas qu'ils foient encore arrivés
à leur but. En effet, les Ecrivains font fi peu d'accord entr'eux fur le caractere de ces pierres, que ce
que l'un regarde comme qualité primitive & effentielle, l'autre la rejette & la regarde comme entiérement fauffe. Joignons à cela les differens artifices
de gens qui depuis long-tems font en poffeffion
des moyens de fi bien imiter ces productions fi fa-
milieres à la nature & d'autres femblables concrétions, qui quant à leur extérieur imitent entiérement les vrayes pierres.

§. V.

On regarde ordinairement comme vrayes pierres
de bezoard celles qui laiffent dans la paulme de la
main (parfemée de cendre, ou blanchie d'un peu
de craye, ou couverte d'une feüille de papier, ou
enduite de cérufe), lorfqu'on l'en frotte, une ligne
jaune, ou d'un jaune verdâtre; qui outre cela font
polies, & qui brifées paroiffent compofées de plufieurs couches; qui ne troublent point l'eau tiéde
dans laquelle on les met à tremper pendant une
nuit entiere, qui gardent conftamment leur dureté
naturelle & confervent leur poids; dans lefquelles
on peut faire paffer une éguille rouge, & qui réduites en poudre, fe diffolvent dans l'acide de nitre
où l'efprit de fel lui communique une couleur
rouge & en même tems fa vertu; c'eft-là le caractere que *Kæmpffer* regarde comme le meilleur, &

qui indique qu'elles tiennent de la substance de la
résine & de la pierre.

§. VI.

Les pierres de bezoard qui se vendent dans toutes les boutiques de l'Europe sont de trois espéces.
Les unes sont terreuses, d'autres résineuses & quelques autres enfin sont gommeuses. Les terreuses, qui
l'emportent néanmoins sur les autres & que l'on
regarde comme les plus naturelles, sont aussi dures
que la pierre, lorsqu'elles sont parfaitement en-
durcies, & ne cédent à aucun menstrue aqueux &
spiritueux inflammable. Elles ne peuvent, comme
Kœmpffer l'a observé depuis peu, être dissoutes que
par les liqueurs acides concentrées. En effet, elles
sont simplement composées de terre & d'une petite
portion de substance glutineuse, quelquefois en-
tremêlée d'une petite quantité de principe résineux, qui se manifeste par la rougeur qu'il communique à l'esprit de sel marin, lorsqu'on les y
plonge. L'esprit de vin dissout les bezoards résineux, & les gommeux le font par l'eau simple
chaude ; mais il ne résulte rien de singulier de ces
sortes de dissolutions. *Neuman* a mis pendant un
certain tems en digestion avec l'esprit de vin, un
scrupule de bezoard résineux, que l'on regardoit
comme oriental. Lorsque la dissolution en fut faite,
il en retira 70 grains d'extrait & trois gros de terre.
L'extrait étoit très-tenace, d'un jaune verdâtre,

d'une odeur de valeriane & de fromage puant, &
prefqu'infipide ou très-légérement amer. La terre
n'avoit, ni odeur, n ifaveur. Elle étoit brune & cra-
quoit fous les dents. Les bezoaids gommeux diffouts dans l'eau n'y dépofent qu'une terre inerte ,
& une fubftance mucilagineufe, ordinairement infipide & fans odeur. Je dis ordinairement, parce
qu'il s'en trouve quelquefois, furtout entre les
bezoards de la claffe des réfineux, qui fentent un
peu l'ambre. Ce font juftement là ceux qui doivent être fufpects & que l'on doit regarder comme
falfifiés. Le même Auteur a fait auffi des effais
chymiques fur les bezoards occidentaux, & il les a
trouvé fi rébelles par rapport à leur dureté, que
l'efprit de vin ni l'eau n'ont pû les diffoudre &
qu'il n'en a pû rien tirer.

§. V I I.

Ce fut d'abord du tems de *Serapion*, d'*Avicen-*
ne & de *Rhafis*, qu'on regarda le bezoard oriental
comme un aléxi-pharmaque des plus excellens ; &
l'hiftoire de la médecine nous apprend qu'on s'en
fervit dans differentes maladies. Quoique cette
pierre eût perdu beaucoup de fon prix depuis les
Arabes & qu'elle ne fût plus d'ufage ; elle fut cependant dans la fuite remife en vogue, & la plûpart des Médecins en firent tant de cas à caufe de
fa prétendue vertu aléxitere, qu'ils ne balancerent
pas à la regarder comme le premier des aléxi-

pharmaques, & donnerent le nom de bezoardiques aux autres remédes de cette efpéce. Ils penfent en général qu'elle peut arrêter les poifons de quelque genre qu'ils puiffent être , & les détruire très-efficacement. Le nom de ce reméde fembloit confirmer le préjugé que l'on entretenoit fur fes vertus ; en effet, *Kœmpffer* rapporte que la pierre de bezoard oriental s'appelle *Pafahr*, d'où s'eft formé le mot bezoard. Nos Philofophes Sceptiques le dérivent de l'hébreu *Bahal*, qui fignifie Seigneur, & du Perfan *Sahr*, qui fignifie venin, c'eft-à-dire, *dompte-venin*. D'autres avec Stentzelius, le dérivent des mots perfans *pa* & *Zohar*, dont le premier fignifie contre & le dernier venin. D'autres ont encore cherché d'autres étimologies de ce nom ; mais quoiqu'il en puiffe être, nous connoiffons au moins par tout ceci, que cette pierre a été regardée dans fon principe comme un des plus puiffans aléxi-pharmaques. L'opinion , tant ancienne que moderne, dans laquelle les Perfans font fur cette pierre, jette du jour fur ce que nous venons d'en dire. *Kœmpffer* en effet rapporte que les Perfans lui attribuent les mêmes vertus que nous. Ils vont même jufqu'à croire qu'elle peut détourner les maladies & prolonger les jours , fi l'on en ufe en fanté fous les aufpices d'un aftre favorable. C'eft-là pourquoi l'on en voit quantité prendre une petite dofe de cette pierre réduite en poudre le premier

jour de l'année , tems auquel ils imaginent que le
Ciel regarde plus favorablement les mortels , dans
la confiance que ce reméde peut entretenir pendant l'année l'humide radical.

§. V I I I.

Les fauteurs de ce reméde difent que fa vertu
bezoardique de laquelle dépendent fes autres vertus
cardiaques , & quelques autres qu'on lui attribue ,
fe connoît par la fueur qu'on croît qu'il excite
même , lorfqu'on en ufe en petite dofe : mais que
cette confiance eft vaine ! que cette opinion eft
aveugle ! A quoi peut-on attribuer ces vertus tant
vantées des bezoards tant naturels que factices ?
Qui a jamais vû que deux , trois , quatre , cinq ou
même un plus grand nombre de grains de cette
pierre ayent excité les fueurs dans les fiévres malignes , & autres maladies femblables dans lefquelles
il n'étoit pas encore queftion d'excrétions critiques
ni d'aucunes petites fueurs fpontanées , & même
dans les perfonnes en fanté qui négligeoient leur
régime de vie ordinaire , caufe à laquelle on doit
le plus fouvent attribuer les fueurs qui leur furviennent ? Ce ne font là que des fauffetés , &
des impoftures auffi dépourvûes de raifon que vuides de fens , & qu'on ne pourra jamais appuyer
d'aucune expérience. Certainement les vrais bezoards , tan t orientaux qu'occidentaux , qui , comme nous l'avons rapporté , font infipides , fans

odeur, & ordinairement auſſi durs que de la pierre, & qui ne peuvent ſe diſſoudre dans des menſtrues aqueux, ni dans des ſpiritueux inflammables, ſont bien inférieurs aux yeux d'écreviſſe, & ne peuvent que déterger & réſoudre très-légérement, lorſqu'ils rencontrent quelqu'acide dans l'eſtomac, & qu'ils l'éteignent comme le font les autres ſubſtances terreuſes : perſonne néanmoins ne pourra déduire de ceci les vertus aléxi-pharmaques ſi vantés de ce reméde, ſurtout contre les poiſons, animaux & végétaux.

§. IX.

Le Docteur *Slare*, entre tous les modernes, eſt du même avis. Il a examiné rigoureuſement & à pluſieurs repriſes les bezoards orientaux; & c'eſt après ſes propres expériences qu'il s'eſt rendu à ce ſentiment. Les prôneurs de ce reméde auront ſans doute recours à ſon principe colorant dont nous avons parlé ci-deſſus; mais ce préjugé ſera pour eux d'un foible ſecours. En effet, ſuppoſé que cette ſubſtance, qui ſans doute eſt réſineuſe, ſe trouve toujours en petite quantité entre les parties gluti-neuſes & terreuſes, je ne crois pas que quiconque connoîtra le caractere des poiſons & des fiévres malignes, leurs cauſes & les remédes qui y con-viennent, ſoyent aſſez aveugles pour croire qu'une auſſi petite quantité d'une réſine ordinaire & ſi peu active puiſſe produire de ſi grands

effets , & ofent le perfuader à d'autres.
§. X.

Quelques-uns attribueront peut être aux parties réfineufes factices & aux parties gommeufes des bezoards , ces prétendus effets aléxi-pharmaques, & d'autres femblables que ces pierres ne peuvent jamais produire. Ils ont beau faire, ils ne pourront, non plus que les autres , rétablir la prévention de laquelle on eft revenu. Qui fera en effet affez ignorant pour attribuer à des fubftances infipides, fans odeur, terreufes, glutineufes, du nombre def-quelles font les gommeufes, ou à des maffes iner-tes, dures, terreufes & réfineufes, qui lorfqu'elles font parfaitement diffoutes , n'ont qu'une faveur très-légérement amere, & qu'une odeur très-foible & difgracieufe ; qui ofera leur attribuer, dis-je, une vertu finguliere, fudorifique & aléxi-pharma-que ? Pour moi je ne trouve rien dans cette pierre qui mérite de fi grands éloges , & c'eft la raifon & les expériences du contraire qui me font croire que c'eft l'erreur dans laquelle on a été fur les caufes qui ont fait préfumer que ces vertus fi vantées étoient appuyées de l'expérience.

MATIERE MÉDICALE.

SECTION TROISIE'ME.

Des Acides & Acides doux.

CHAPITRE PREMIER.

De la nature & de la difference des Acides.

§. I.

QUOIQUE chacun des trois régnes fournif-
se quelques médicamens acides & aigrelets, cependant le régne végétal & le minéral font
les deux qui en fourniffent davantage, & ces méd-
dicamens font plus ou moins chargés d'un acide,
qui fe manifefte de lui-même, ou qui eft embarraffé dans les autres principes. On tire très-peu
d'acide du régne animal, & on n'en obferve gueres que dans le lait. Le fuc gaftrique des quadru-

Section III.   A

pedes, dans quelques infectes à aiguillon , & quelques autres telles que font les abeilles , les fourmis , &c. En effet , on trouve dans les fourmis deux efpéces d'acide, l'un un peu plus fort , & qui en cela reffemble au vinaigre , l'autre très-fubtil , mobile & volatil. C'eft ce dernier que les fourmis irritées rendent fous la forme d'une vapeur très-fubtile & très-pénétrante. On l'en tire auffi très-facilement en faifant diftiller ces infectes avec l'efprit de vin. L'acide plus fort ne peut fe tirer qu'au moyen d'un véhicule aqueux qu'on ajoûte pendant la diftillation & un dégré de feu plus violent ; ce qu'il y a de remarquable , c'eft que les fourmis rendent une véritable huile fubftantielle , effentielle & étherée , fi on verfe deffus lorfqu'on les vient de prendre , de l'eau ou de l'efprit de vin rectifié , & même à plufieurs reprifes ; mais il en fort cependant toujours de moins en moins. Cette huile eft affez temperée & differe beaucoup de l'huile de pin, dont quelques-uns pourroient croire qu'elle fait partie. Voyez à ce fujet *Neumann* dans fon difcours fur les fourmis.

Ce font donc là les feules fources naturelles, d'où le régne animal nous fourniffe quelqu'acide, & ce n'eft qu'à la fuite des maladies qu'on peut en découvrir autre part ; car on doit compter pour rien le peu d'acide que M. *Homberg* a tiré du fang & des chairs des quadrupédes , puifque cet acide étoit extrêmement foible, & que d'ailleurs les épreuves chymiques par lesquelles il a fallu faire paſſer ces ſubſtances, ſont fort ennuyeuſes & demandent d'être répetées trop de fois. Voici comme il a fait ſon expérience. J'ai pris, dit-il, 13 livres de ſang d'agneaux fraîchement tués, j'en ai ſéparé le *Serum*, il m'eſt reſté ſix livres de ſang caillé, que j'ai diſtillé ſans interméde à très-petit feu de ſable dans une grande cornue de verre, pendant ſoixante & quinze heures, c'eſt-à-dire, juſqu'à ce que par ce dégré de feu doux, il n'en ſortît plus rien de ſenſible ; tout ce que cette diſtillation en a ſéparé, étoit près de cinq livres de liqueur aqueuſe & fort claire, qui n'a donné aucune marque d'acide. Je changeai pour lors de récipient, & j'augmentai le feu par dégrés ſous la même cornue juſqu'à la derniere violence ; il en ſortit encore demi livre environ, moitié huile fetide & moitié liqueur aqueuſe de couleur rouſſe, & ſentant très-fort l'empireume ; cette liqueur rouſſe a donné également des marques d'acide & d'alkali ; car elle a fait efferveſcence avec l'eſprit de ſel, & elle a rougi la teinture de tourneſol : la tête morte qui eſt reſtée dans la cornue, étoit un charbon ſpongieux, dur & fort léger pour ſon volume ; il peſoit cinq onces.

J'ai fait la même opération ſur une égale quantité de ſang de mouton, j'en ai eu à peu près les

mêmes principes , excepté que la liqueur rouſſe ,
qui eſt venue à la fin de la diſtillation , m'a paru
moins acide que celle de la diſtillation précédente ;
celle-là faiſoit forte couleur de feu avec la teinture de tourne-ſol , & celle-ci n'y a fait que couleur de roſes.

J'ai diſtillé de la même maniere & en la même
quantité du ſang de veau & du ſang de bœuf, il eſt
venu à la fin de la forte diſtillation de l'un & de
l'autre , une liqueur rouſſe & empireumatique ,
qui donne tout enſemble le caractere d'alkali &
d'acide : j'ai obſervé dans ces deux dernieres ana-
lyſes la même difference que j'ai obſervée dans les
deux précédentes , ſçavoir que le ſang de veau a
donné plus d'acide que le ſang de bœuf, ce qui
m'a donné occaſion de conjecturer que le ſang des
jeunes animaux pourroit bien contenir une plus
grande quantité d'acide , que celui des adultes des
mêmes eſpéces ; mais pour décider cette queſtion ,
il faudroit avoir fait un grand nombre d'obſervations ſemblables à celles que nous venons de faire.

§. I I.

Les acides & les aigrelets ſe préſentent ſous deux
formes. Quelquefois ils ſont liquides , ſalins &
aqueux ; ils ſont d'autres fois ſecs, ſalins & terreux.
On peut commodément , eu égard à leur caractere ſpécifique , les réduire à cinq claſſes généri-
ques ; ranger ſous la premiere les acides végétaux
cruds

cruds & abandonnés à eux-mêmes , tels que font le
fuc de citron , de limon , de petite ozeille , &c. ;
fous la feconde , les végétaux atténués & divifés par
la fermentation , rendus plus tendres & à moitié
fpiritueux , tels que font par exemple les vinai-
gres ; fous la troifiéme , les acides minéraux un
peu affoiblis dans une grande quantité d'eau , tels
que font les *cliffus* , &c. ; fous la quatriéme , les
acides minéraux , en partie dulcifiés avec l'efprit
de vin , tels que font l'efprit dulcifié de vitriol , de
nitre & de fel ; fous la cinquiéme enfin , les acides
animaux tirés par la diftillation , ou formés par la
fermentation , l'efprit de fourmi & le petit lait.

§. III.

Il fe trouve dans les acides fecs , outre la terre &
le principe acide , & dans les liquides , outre l'eau
& l'acide , une certaine fubftance inflammable ,
très-étroitement unie aux autres principes , fubtile
& fpiritueufe dans les uns ; épaiffe , huileufe ,
graffe , onctueufe & muqueufe dans d'autres ; quoiqu'elle ne fe manifefte pas toujours , & que l'on
foit obligé de la faire paffer par differentes épreuves chimiques , foit par la fermentation , foit par
la pourriture , pour l'en féparer & la faire voir.
Lorfque les liqueurs acides des végétaux , tels que
font par exemple le fuc de citron , de limon , de
grofeille , de berberis & l'acide même de coin , fe
corrompent & perdent leur acidité ; il s'en fépare

Section III.   B

succeſſivement beaucoup de terre & beaucoup de
matiere muqueuſe & onctueuſe ; celle-ci même
s'accumule en plus grande quantité, ſur tout dans
la ſurface où les parties ſalines, aigrelettes, peuvent s'échaper plus promptement en l'air & ſe réunir en une petite peau graſſe, qui enfin à force de
s'augmenter à meſure que d'autres particules s'y
joignent, devient plus conſidérable, plus peſante,
& ſe précipite au fond. On ſçait encore très-bien
que le vin même avant de s'aigrir, devient opaque
& ſe trouble, qu'il dépoſe enſuite une matiere
terreuſe & muqueuſe, qu'il ſe forme à ſa ſurface
une petite peau graſſe, qui ſe pourrit ſi elle ne ſe
précipite d'elle-même, ou ſi en l'agitant elle n'eſt
chaſſée au fond, comme nous le ſerons voir lorſque nous entrerons dans un plus grand détail en
traitant du vinaigre en particulier.

§. I V.

Les acides & les aigrelets des trois regnes, ſont
très-differens les uns des autres par leur poids,
leur acrimonie, leur volatilité & leur peſanteur
ſpécifique. Et cette difference provient en partie
de la differente ſubtilité & de la tendreſſe des plus
petites molécules, en partie de la plus ou moins
grande quantité de phlegme uni à la terre, en
partie de la plus ou moins grande adhérence du
principe inflammable. En effet ce principe, ſoit
qu'il ſoit plus ſubtile ou plus ſpiritueux, tel qu'il

se trouve dans les acides minéraux, dulcifiés par l'esprit de vin ; soit qu'il soit plus épais, gras & huileux, comme il l'est dans les sucs acides végétaux abandonnés à eux-mêmes, &c. ; ce principe, dis-je, embrasse un peu les particules salines acides, les émousse, & change conséquemment les acides forts & corrosifs, en aigrelets plus légers, plus volatils & plus doux.

Voici ce que M. *Homberg* a observé sur la plus ou moins grande quantité de phlegme qui se trouve unie à la terre des acides. Une once d'huile de vitriol, de laquelle on a tiré tout le phlegme qu'on en peut séparer, contient cinq gros & cinq grains de vrai acide ; une once d'esprit de nitre, deux gros & deux grains ; une once d'eau forte, deux gros & vingt-six grains ; une once d'esprit de sel, un gros & quinze grains ; enfin une once de vinaigre distillé n'en contient que vingt-huit grains. Voyez à ce sujet les Mémoires de l'Académie Royale des Sciences, année 1699. L'esprit volatil de souffre & celui de vitriol, fournissent de même que les acides minéraux dulcifiés par l'esprit de vin, un très-bel exemple de ceci, surtout par rapport à leur volatilité. En effet, l'esprit de soufre après l'avoir préparé, comme on le peut voir dans ma pharmacologie, est beaucoup plus léger & plus mobile que l'esprit de soufre ordinaire ; c'est-là pourquoi on fait par le moyen de l'huile de vitriol qu'on ajoûte dans la retorte, fortir de nouveau du tarte vitriolé, préparé avec cet acide & quelqu'alcali fixe ; & cette difference provient uniquement de la differente quantité de matiere inflammable, qui dans l'efprit volatil de foufre fe trouve beaucoup plus adhérente aux particules acides. Ce que nous venons de dire de l'efprit volatil fulphureux, doit auffi s'entendre de l'efprit volatil vitriolique, puifque le phlogiftic des charbons immédiatement appliqué à la retorte, s'infinue par les fentes, s'unit étroitement aux parties acides fpiritueufes, leur donne une grande volatilité, de maniere qu'au lieu d'un efprit de vitriol ordinaire, relativement plus pefant, il fort un efprit très-pénétrant, non pas fous la forme de petite nuée blanche, mais en vapeur limpide qui pénétre à travers les jointures des vaiffeaux, à caufe de fa grande fineffe, porte extraordinairement à la tête, & peut fuffoquer fi l'on vient imprudemment à la refpirer. Si l'on met en digeftion dans un lieu chaud cet efprit renfermé hermétiquement dans une bouteille, le phlogiftic fe fépare de nouveau des parties acides, & forme à la furface une cuticule graffe qui fe précipite au fond pour peu que l'on agite la phiole. Il eft vrai qu'il fe reproduit encore une pellicule de même nature ; mais pour peu qu'on la faffe précipiter au fond, elle perd entierement fa grande volatilité & recouvre de

nouveau son premier poids & son acidité grossiere ;
de sorte qu'on ne la peut plus distinguer de l'esprit
ordinaire de vitriol & du nitre.

§. V.

Le sel acide essentiel, auparavant dissout, dispersé
& fluide dans le suc des plantes, devient sec & solide, lorsqu'elles sont privées de leurs parties
aqueuses, & de leurs recremens terreux & muqueux, ou lentement & naturellement, ou plus
promptement par les secours de l'art. Les cristaux
qui s'en forment sont & plus âcres & plus purs.
Le tartre du vin & le suc que l'on tire de l'oseille,
ou de la petite oseille encore fraîche, en sont des
exemples manifestes, puisque le tartre se forme
des parties terreuses, huileuses, muqueuses & salines, qui s'attachent peu à peu aux parois du
vaisseau. En effet, une fois que les parties les plus
grossieres du vin se sont déposées, on voit, lorsqu'on l'a laissé quelque tems après en repos, de
petits corps pointus, brûlans, qui nagent dans le
vin, se porter de toute part du centre à la circon-
férence, s'arrêter aux parois du vaisseau & couvrir
toute sa surface interne d'une croûte terreuse, saline, qui s'augmente de plus en plus à mesure
qu'il s'y joint de nouvelles parties, & devient con-
sidérablement épaisse ; sur tout, si après avoir tiré
le vin qui l'a déposée, on en met de nouveau dans
le tonneau sans enlever cette croûte. Le tartre qui

B iij

ſe ſépare du vin par ce moyen, n'eſt pas encore un
concret ſalin-acide pur, à cauſe des parties inflammables huileuſes & muqueuſes, éparſes en grande
quantité entre les terreuſes-ſalines & acides; &
pour le purifier, il faut auparavant ſéparer cette
ſubſtance terreuſe-ſaline au moyen de l'eau boüillante, la filtrer & la faire évaporer pour la réduire
enfin en criſtaux. Il en eſt de même du ſuc d'oſeille, de petite oſeille & d'autres plantes ſemblables;
car ces ſortes de ſucs ſont toujours impurs & remplis de particules muqueuſes qui empêchent qu'elles ne puiſſent former de beaux criſtaux; mais dès
lors que par des filtrations réitérées, on les a débar-
raſſés de ces ordures & qu'on les fait évaporer doucement, il s'en forme des criſtaux purs, d'un verd
tirant ſur le blanc, fort ſemblable aux criſtaux de
tartre par rapport à leurs propriétés eſſentielles.

§. V I.

Les acides boüillonnent plus ou moins avec les
terres inſipides, abſorbantes, & avec les ſels alcalis fixes & volatils parfaits; ils forment avec les
terres, après en avoir dégradé une ſuffiſante quantité, des concrets-terreux-ſalins, & ils ſe changent
avec les alcalis en ſels neutres, parfaits, ou rélativement plus fixes que les vulgaires, ou en ammoniacaux; de ſorte que dans l'un & l'autre cas, non-
ſeulement ils détruiſent les ſels alcalis & les font
changer de face; mais encore ils ſe détruiſent eux-

mêmes & se masquent sous une autre forme. Outre cela ils fixent les corps inflammables-sulphureux-résineux-huileux-spiritueux , & en diminuent plus ou moins le mouvement , l'expansion , la volatilité & la force qu'ils ont d'échaufer ; de sorte que si les acides sont très-puissans , ils changent très-souvent les spiritueux inflammables en huiles , & les huiles en résines & en graisses.

CHAPITRE II.

De la maniere d'opérer & des vertus des remédes aigrelets.

§. I.

LEs aigrelets végétaux abandonnés à eux-mêmes , & par conséquent un peu plus cruds & même les plus subtils, rendus plus fins & spiritueux par la fermentation ; les aigrelets minéraux , temperés & dulcifiés , comme ils le doivent être par l'union étroite de la substance inflammable , pris à propos & en quantité convenable, sont sans contredit des remédes excellens & des plus actifs. En effet , ils aiguisent le suc gastrique , lorsqu'il est inerte & trop aqueux ; ils aiguillonnent doucement les membranes de l'estomac & des intestins , & les excitent à une contraction plus vive & plus prompte ; ils corrigent les crudités chaudes , bilieuses , nidoreuses & pourries ; ils augmentent consé-

quemment l'appétit , le réveillent lorfqu'il eft affoibli , provoquent la digeftion & facilitent l'ex-
pulfion des excrémens.

§. II.

Lorfqu'ils arrivent dans le fang après avoir été
extrèmement diffous dans les premieres voyes , y
avoir été brifés , rompus & adoucis, & avoir en-
filé les veines lactées ; ils fixent les parties huileu-
leufes , les inflammables les plus fubtiles , trop
diffoutes , trop raréfiés , & dans un trop grand
mouvement ; ils font reprendre aux particules falines & urineufes, qui ont été produites trop abondamment par differentes caufes , & qui fe font extraordinairement accumulées ; ils leur font reprendre, dis-je , leur caractere naturel , falin , ammoniacal ; diminuent le frotement trop confidérable
des globules , en coagulant doucement de toute
part le fang raréfié & trop diffout : conféquemment ils rafraîchiffent , préviennent la pourriture ,
la détruifent & calment l'orgafme de toutes les
humeurs , c'eft-à-dire , du fang, du fluide nerveux ,
de la bile & de la femence ; & comme ils excitent
une force contractile dans toutes les parties folides, nerveufes , mufculeufes & membraneufes par
leur léger aiguillon, & qu'ils donnent de l'inten-
fité à la force de contraction ; ils paffent par les
urines , par les fueurs , augmentent les autres
excrétions féreufes , & les provoquent vivement

lorsqu'elles font fupprimées ou diminuées.

§. I I I.

Leur vertu antiputride eft la plus eftimable de toutes. En effet, il fe forme dans le fang & dans les autres humeurs de l'homme & des autres animaux, furtout de ceux qui vivent de chair (car il y a quelque difference à faire dans ce cas-ci par rapport à ceux qui vivent d'herbes & de graines), bien plus facilement furtout s'ils font d'un tempérament chaud, fec, colérique ou fanguin colérique, un fel gras urineux plutôt qu'acide ; & c'eft-là prefque toujours la fource des maladies qui dépendent de l'intemperie putride des humeurs huileufes & urineufes, & furtout de leur diffolution actuelle ; car le fel naturel & très-délié du fang, intimement enveloppé par les autres particules conftitutives du fang, étant d'un caractere ammoniacal, comme le penfent plufieurs, fe réfout & fe transforme peu à peu en un fel urineux, gras & très-mobile, par une douce chaleur, & par l'action continuelle des folides & des fluides, même dans l'état de fanté, à caufe de la trop grande quantité de phlegme & de fubftance graffe, huileufe, inflammable, dans laquelle il nage. Ce fel néanmoins fe fépare par les pores cutanés, ouverts : & lorfque la diffolution & la métamorphofe s'en fait peu à peu & modérement, il fort avec les autres excrémens qui ne cadrent

point naturellement avec les autres humeurs, & en
partie par les voyes urinaires & les pores de la
peau. Ce fel reprend auffi en partie la nature du
fel ammoniac, au moyen de l'acide fubtil que
charie avec lui le nouveau chyle & furtout l'acide
tiré des végétaux. Ce dernier changement nous
apprend combien il eft falutaire & même indifpenfablement néceffaire d'ufer de remédes, d'alimens & de boiffons, qui renferment explicitement
ou implicitement le principe aigrelet, pour empêcher qu'il ne fe forme une trop grande quantité
de matiere urineufe-huileufe-inflammable, & préferver le fang du boüillonnement prêter-naturel &
de la pourriture que lui cauferoit cette matiere, &
qu'il puiffe conféquemment fe faire une meilleure
génération & regénération d'un nouveau fel ammoniacal. Nous connoiffons auffi de-là pourquoi
les animaux qui vivent d'herbes & de grains font
moins fujets aux maladies putrides & aux fiévres,
que ceux qui vivent de chair ; & pourquoi lorfque
les pores & les tuyaux cutanés font bouchés fubitement, & que le fang eft mis dans un mouvement
plus violent par des médicamens trop chauds, des
boiffons fpiritueufes & aromatiques, des paffions
trop violentes ; cet excrément huileux & urineux
s'augmente fur le champ, & provoque enfuite
differentes fiévres continues ardentes, ex-anthé-
matiques, & même malignes & très-putrides.

Voici une obſervation rapportée par *Morton* ;
elle mérite beaucoup d'attention. Il m'eſt arrivé ,
dit cet Auteur, de faire tirer du ſang à une femme
attaquée de fiévre maligne , & il ſentoit ſi fort , que
le Chirurgien lui-même & tous les aſſiſtans s'en
trouvoient mal. Ce que *Boerhaave* rapporte dans
ſes procédés de chymie ſur les mauvais effets que
produit un œuf de poule pourri , jette beaucoup
de jour ſur les effets de la pourriture. Un œuf ,
dit-il , entier & bien frais , expoſé à une chaleur
de 70 dégrés pendant quelques jours , ſouffre des
changemens conſidérables , le jaune & le blanc de
l'œuf renfermés dans la coquille , ſe pourriſſent au
point qu'il s'en échape bientôt une portion à
travers la coquille. La ſaveur douce , agréable &
mucilagineuſe de l'œuf, devient inſupportable ,
extrêmement âcre , & toute ſa ſubſtance , qui auparavant étoit nourriſſante & adouciſſante , devient
huileuſe , puante , alkaline & ſi virulente , que ſi
on en fait prendre une petite quantité à un animal
ſain, elle excite ſur le champ de dangéreux ſymp-
tômes , tels que ſont ceux qui s'obſervent ordinairement dans les fiévres malignes , c'eſt-à-dire , des
nauſées , des efforts pour vomir , le vomiſſemen' ;
la diarrhée , le friſſonnement , des tranchées , des
débordemens de bile , des altérations , la ſoif , des
douleurs de côté , & enfin la fiévre ; il eſt à propos
d'obſerver auſſi que le lait frais , cuit avec un alcali

fixe, ou digeré pendant quelque tems, peut deve-
nir infenfiblement jaune & enfin rouge ; & comme
le lait des nourrices eft fufceptible de ce changement, lorfqu'elles font attaquées d'une fiévre maligne, ou d'une fiévre continue ordinaire, on
pourra, je crois, conclure que la caufe matérielle
des fiévres continues n'eft pas d'un caractere acide,
mais alkali. *Baglivi* & plufieurs autres, font de ce
fentiment. Lorfqu'il s'agit de fiévre, dit cet Auteur, je fuis très-furpris de voir prefque tous les
Médecins attribuer les caufes de toutes les maladies, & furtout des fiévres, fimplement à un acide,
& de vouloir les guérir toutes au grand dommage
des malades par les feuls remédes anti-acides. En
effet, la chofe bien examinée en elle-même, il me
femble qu'il vaudroit beaucoup mieux les déduire
des differentes altérations des alkalis, puifque tout
ce qui fe paffe dans les corps animés, furtout dans
le fang, fe fait par fermentation, & que ces fer-
mentations repétées, augmentées & altérées plus
qu'il ne faut, au lieu de produire des acides, forment plutôt un fel alkali, lixiviel, âcre, calciné, &
un grand nombre d'autres parties femblables ; c'eft-
là ce qui s'obferve furtout dans les fiévres dans lefquelles il y a des indices manifeftes, des fels âcres,
alkalis, lixiviels, calcinés, &c. de cette efpéce.

§. I V.

D'après ce que nous venons de dire des effets

généraux des aigrelets, i. est évident qu'ils doivent être regardés comme les principaux remédes rafraîchissans anti-putrides & légérement stimulans, & qu'on en doit attendre beaucoup de secours dans les maladies, qui doivent leur origine à une contraction lente & engourdie des solides, aux excrétions paresseuses qui en dépendent, & surtout au violent orgasme des humeurs, à la saburre billieuse & boüillonnante, & à l'intempérie urineuse & putride du sang, à l'exaltation trop grande, & à la raréfaction des parties huileuses inflammables, du nombre desquelles sont entr'autres les fiévres ardentes-continues, les inflammatoires, les bilieuses-malignes & les pestilentielles ; l'éréfipele, l'altération, la diminution ou même la destruction entiere de l'appétit, le vomissement bilieux, le cholera, la diarrhée bilieuse, la dissenterie épidémique, les differentes pamoisons, les convulsions, les grandes hémorragies, l'ischurie, la dissurie, le calcul, les palpitations de cœur, la lypotimie, la cephalalgie, la manie, le scorbut, le trop grand appétit des femmes, les poisons animaux & les vaporeux végétaux & autres affections de cette espéce, peuvent être fort bien corrigées par les aigrelets, si elles dépendent des causes dont nous avons parlé ci-dessus.

Hoffman observe que dans les fiévres malignes qui dépendent de la pourriture des humeurs, les

acides font d'un plus grand fecours que tout autre
reméde, parce que la pourriture produit des alcalis , & que l'abondance des alcalis occafionne la
pourriture ; or l'acide prévient cet effet, & empêche par conféquent les effets de la pourriture. Il
fe forme dans la maffe du fang des fcorbutiques &
de ceux qui font attaqués d'une goutte invété-
rée, une grande quantité de fels, qui certainement
font plutôt alcalis lixiviels, que moyens ; c'eft-là
pourquoi le fang que l'on tire à ceux qui font attaqués de cette maladie, eft ordinairement diffout &
haut en couleur. L'urine eft ordinairement très-
rouge & chargée d'un fel lixiviel. L'expérience, le
plus fûr guide, apprend très-fûrement, même au
moins expérimentés, que les acides temperés font
ordinairement d'un beaucoup plus grand fecours
dans ce cas que les alcalis urineux, les volatils ou
les fpiritueux chauds, &c.

Harris nous a communiqué dans fon Traité des
maladies des enfans, la méthode qu'obfervent les
Turcs dans le traitement de la pefte. Je confeille,
dit-il, à ceux qui trompés par les notions qu'ils fe
forment fur la malignité des maladies, qui leur en
impofe très-fûrement fur les funeftes effets des remédes inflammables, employent ordinairement
des remédes échaufans, diaphorétiques, contre
toutes les fiévres ; je leur confeille, dit-il, de faire
attention à la pratique ordinaire des Turcs. La

voici telle que je la tiens de perſonnes dignes de foi.
Quelque peu recherchée qu'elle puiſſe paroître,
elle n'en eſt pas moins fondée ſur les principes de
la raiſon. Ils traitent la peſte même & les fiévres
malignes avec le ſuc de limon qu'ils font entrer
en grande quantité dans leurs boüillons ; ils donnent très-fréquemment aux malades des tranches
de limons ſucrés à mâcher ; ils leur font boire de
l'eau mielée ou ſucrée, boiſſon fort en uſage parmi eux, & qu'ils appellent *Scherbet*, c'eſt-à-dire,
qu'ils font obſerver dans ces maladies un régime
très-rafraîchiſſant ; & tous nos grands remédes tels
que le mithridate, la thériaque, la racine de po-
ligala, les autres médicamens chauds & aléxi-
pharmaques, leur ſont entiérement inconnus, ou
au moins ils les comptent pour rien dans ces ſortes
de cas. Qu'y a-t'il donc d'étonnant que la peſte,
qui inſpire tant de terreur dans nos contrées, tue
quelquefois moins de monde parmi eux, qu'une
fiévre la plus légere ne nous en enleve malgré toute
notre prétendue doctrine ?

§. V.

Autant les aigrelets ſont d'un grand ſecours dans
differentes maladies, comme nous l'avons fait voir
ci-devant, autant les acides puiſſans, violens, minéraux, abandonnés à eux-mêmes, & par conſéquent fort cauſtiques, dérangent le corps humain
lorſqu'ils s'inſinuent trop avant dans les tuniques

nerveufes, mufculeufes & membraneufes du gofier, de l'œfophage, de l'eftomac, des inteftins & des autres conduits, où ils produifent de violentes & très-douloureufes contractions fpafmodiques, des érofions, des inflammations, la gangrene, le fphacele, & enfin la deftruction entiere des parties aufquelles ils font plus étroitement adhérens. Les plus doux même, ce qu'il eft à propos d'obferver, caufent des effets très-fâcheux, s'ils viennent à fe mêler immédiatement dans le fang, parce qu'ils coagulent fubitement les fluides, & qu'ils excitent des mouvemens convulfifs dans les folides. En effet, *Baglivi* rapporte qu'un jeune chien, dans la veine jugulaire gauche duquel il avoit verfé une certaine quantité d'efprit de vitriol, commença à fe débatre très-fort, à fe plaindre, à jetter des cris épouvantables ; & qu'après de violentes fecouffes, il périt dans moins d'un demi-quart d'heure ; il l'ouvrit, & il trouva toute la maffe des poulmons très-noire, toute defféchée, tant intérieurement qu'extérieurement, le fang entiérement coagulé dans les vaiffeaux pulmonaires, & noir comme du charbon. L'endroit du col où l'on avoit fait l'expérience, paroiffoit noir & prefque fphacelé.

Lanfoni obferva les mêmes effets & le même événement dans la même expérience qu'il fit fur un chien avec le même efprit. Il effaya auffi avec d'autres acides plus fort, fur un petit chien, un

chat

chat & d'autres animaux. Il injecta dans la veine
crurale d'un chat, près de l'aîne, cinq gouttes
d'esprit de souphre mêlées dans deux gros d'eau
de vie commune ; il lia la veine, & le chat mourut
neuf heures après. Il l'ouvrit, & il vit des taches
noires sur le foye, la rate, les poulmons & les
autres visceres ; le sang étoit coagulé dans tous les
vaisseaux, la vessie même étoit remplie d'un sang
fétide. Il injecta dans la veine jugulaire droite
d'un petit chien un gros d'esprit de sel dulcifié.
L'animal périt fort peu de tems après l'expérience.
Il l'ouvrit, & ne trouva de sang coagulé que dans
les poulmons. Tous les autres parties ne parurent
point affectées. *Baglivi* fit aussi quelques essais sur
du sang frais tiré, & il observa que les yeux d'é-
crevisses arrosés de vinaigre distillé, se coagule-
rent sur le champ, firent avec lui quelqu'effervefcence, & lui donnerent une très-belle couleur
purpurine & vermeille. Il n'eut pas plutôt versé
dessus de l'esprit de nitre & de vitriol, que le sang
devint sur le champ très-noir, se coagula très-
fort, devint le jour suivant noir comme du tabac,
d'une odeur putride semblable à celle du poisson
gâté, &c.

§. VI.

Il est assez constant par tout ce que nous avons
rapporté jusqu'à présent, qu'il importe beaucoup
de ne donner que des aigrelets sûrs & choisis, &

Section III. C

de les administrer à propos. Ainsi je crois qu'il convient d'avoir les précautions suivantes.

1°. De choisir & de préferer les aigrelets légers aux violens, à ceux qui sont cruds & aux moins spiritueux. Les plus subtils & les spiritueux tirés des végétaux & des animaux, & même les acides minéraux dulcifiés comme il convient. J'ajoûte cette circonstance, parce que dans la vraye dulcification, ce n'est pas un mêlange simple qui se fait, comme quelques-uns le pensent mal-à-propos ; mais c'est une forme nouvelle & singuliere que prend la partie saline acide avec l'inflammable. En effet, lorsqu'on verse de bon acide vitriolique nitreux & salin sur de l'esprit de vin, aussi-tôt cet acide enleve par une action violente & très-prompte la portion la plus subtile du principe inflammable qui étoit unie au phlegme, & il s'unit très-étroitement avec lui ; c'est-là pourquoi il se forme un nouveau mixte salin, huileux, inflammable, d'une saveur gracieuse & d'une vertu temperée.

2°. On doit s'abstenir de l'usage des acides, surtout s'ils sont trop forts & cruds, après toutes sortes de laitage & même dans le tems de la chilification, pour empêcher qu'ils ne le coagulent trop & ne le précipitent mal-à-propos.

3°. Enfin les acides conviennent pour l'ordinaire aux personnes d'un tempérament cholérique, cholérico-sanguin, bilieuses, & à celles qui se nour-

riffent pour l'ordinaire de viandes & autres ali-
ments tirés du régne animal, affaifonnés entr'autres de beaucoup d'épices & d'aromats ; mais on
ne doit au contraire les donner qu'avec beaucoup
de modération aux perfonnes mélancholiques, pi-
tuiteufes, ou qui ne vivent prefque que de végétaux. Ils font auffi d'un plus grand ufage dans l'été
que dans l'hyver, & dans les climats chauds que
dans les froids.

CHAPITRE III.

*De la nature, des principes & des vertus des aigre-
lets doux.*

§. I.

LEs aigrelets doux different peu, quant à leur
caractere & à leur ufage, des aigrelets purs.
Ils contiennent en effet un fel acide effentiel, qui
eft néanmoins embarraffé dans une plus grande
quantité de fubftance, onctueufe, huileufe & mucilagineufe. C'eft-là pourquoi, outre la faveur aigrelette qu'ils font fentir, ils impriment auffi fur
la langue une faveur douce, qui dépend uniquement de leur principe particulier onctueux, mêlé
avec l'acide ; car le fel que l'on en tire étant defféché, eft purement aigrelet & femblable à la crême
& aux criftaux du tartre, lorfqu'on en a féparé la
matiere onctueufe, huileufe & mucilagineufe.

Cette vérité fera fuffifamment éclaircie, lorfque
nous traiterons en particulier de quelques-uns de
ces remédes.

§. II.

La grande cohéfion de la fubftance onctueufe ,
huileufe & mucilagineufe des aigrelets doux , fait
qu'ils ne font pas auffi rafraîchiffans que les aigrelets purs , & qu'ils ne temperent pas auffi efficacement les impuretés bilieufes , huileufes & urineufes ; mais ils adouciffent davantage les parties
corrodées , ils humectent les corps folides & les
fluides trop defféchés & les lubrifient ; ils détergent les vifquofités , lâchent doucement le ventre ,
& outre cela nourriffent un peu ; ils font par conféquent propres à appaifer la trop grande foif ; ils
conviennent dans l'enrouëment , la toux , la fauffe
efquinancie , l'afthme , furtout le fpafmodique
fanguin ; dans les érofions du gofier, de l'eftomac ,
des inteftins , & des autres parties accompagnées
d'une inflammation légere & fuperficielle , lorfque le ventre eft fec & pareffeux , dans l'acrimonie fcorbutique des humeurs , dans la goutte chaude & rhumatifmale , dans les fiévres lentes & hectiques , & dans d'autres femblables dans lefquelles
il convient de fe fervir de remédes antiputrides ,
calmans & adouciffans.

§. III.

Au refte, comme les aigrelets doux fe mettent fi

facilement en mouvement dans l'eſtomac & dans les inteſtins remplis d'une ſaburre pituiteuſe, qu'ils y entrent dans une eſpéce de fermentation, y engendrent enſuite des vents, y cauſent des tranchées ; il faut ne les preſcrire qu'avec prudence, ſurtout aux hiſtériques & aux hypocondriaques.

CHAPITRE IV.

De l'oſeille & de la petite oſeille.

§. I.

LA petite oſeille, ou l'alleluya, eſt une eſpéce de trefle qui croît dans les jardins, les forêts & autres endroits incultes. On ne fait uſage que de ſes feüilles récentes ; elles ſont d'un goût aigrelet, & fourniſſent, lorſqu'on les a écraſées, une eau ſaline aigrelette, de laquelle on tire le ſel eſſentiel d'alleluya. Dix livres de feüilles fraîches fourniſſent environ trois livres de ſuc, duquel on tire ordinairement une once & deux gros de ſel ſec, que l'on peut en quelque façon faire criſtalliſer. Le réſidu muqueux ſalin, ne peut jamais prendre la conſiſtance de ſel, quoiqu'il ſoit un peu plus peſant que le ſel pur. Au reſte, on a droit de conjecturer de-là, qu'il y a environ un gros & demi de ſel eſſentiel dans une livre de feüille d'alleluya.

§. II.

C'est dans le sel essentiel de cette plante que réside toute sa vertu. Elle est admirable & est en général comme tous les autres acides anti-putrides, tempérante, rafraîchissante, légérement stimulante & diurétique ; on se sert plus ordinairement du sel essentiel séparé de la plante : on employe néanmoins aussi avec beaucoup de succès le suc & la plante même dans les fiévres bilieuses ardentes, hectiques, malignes, dans le scorbut, l'ébullition de sang & de bile, les hémorragies, la phrénesie, la manie, les trop grandes ardeurs, la suppression d'urine, la soif prêter-naturelle, l'ictere aigu, le tremblement de cœur, la lipothimie, & toutes les maladies qui peuvent être causées par la trop grande raréfaction du sang ou autres de cette espéce. On mêle le suc que l'on en tire & que l'on purifie en le filtrant, aux boissons & aux compositions aqueuses. On employe ses feüilles fraîches en salade, & on la fait infuser dans de l'eau simple ou du petit lait.

§. III.

L'oseille a du rapport à l'alleluya quant à sa saveur, ses principes actifs & ses vertus, quoiqu'elle paroisse en differer beaucoup si l'on a égard à son caractere extérieur. On en trouve de differentes espéces dans les jardins & dans les prés, & on peut en général la distinguer en oseille des jardins & en ofeille fauvage. Ses principes plus cruds & fa faveur moins agréable que l'alleluya, font qu'elle eft moins d'ufage en médecine ; on peut néanmoins dans le befoin la lui fubftituer ou la donner en fubftance : on la fait auffi entrer dans les infufions.

CHAPITRE V.

Du fuc de citron & de limon.

§. I.

LE fuc, ou jus de citron clarifié, foit par la filtration ou par le dépôt fpontané, eft parfaitement tranfparent, & on le trouve purement falin aqueux lorfqu'on le flaire ou qu'on le goûte, quoiqu'il y ait une affez grande quantité de matieres huileufes, oléagineufes & muqueufes unies à fes particules acides, qui émouffent un peu leur pointe & leur donnent une plus grande volatilité. Si l'on fait évaporer lentement ce fuc, le réfidu en eft brun, acide, un peu amer, fournit dans la diftillation un peu d'huile & un efprit qu'il n'eft pas poffible de diftinguer de l'efprit de tartre. Si l'on fait diffoudre dans une certaine quantité de ce fuc autant d'yeux d'écreviffes qu'il en peut diffoudre, la liqueur devient entiérement infipide & d'une faveur aqueufe. Néanmoins fi on la fépare du fédiment terreux, de maniere qu'elle foit encore

parfaitement tranſparente, & qu'on verſe enſuite
deſſus une petite quantité de vin dans un verre
qu'on couvrira d'une feüille de papier, il s'en formera peu de tems après une liqueur aigrelette vi-
neuſe, qui peut dégénerer en vrai vinaigre.

§. I I.

Le ſuc de citron a les mêmes vertus que les
acides doux, & on l'ordonne principalement pour
rafraîchir & très-fréquemment dans les fiévres ardentes inflammatoires, putrides, malignes, &
autres maladies dans leſquelles on peut plus ſûre-
ment avoir recours aux anti-putrides, aux tempé-
rans & aux aigrelets. On le fait entrer dans les
boiſſons ou dans les compoſitions aqueuſes, on le
donne auſſi en l'édulcorant avec le ſucre, & avec
plus de ſuccès que le ſyrop ordinaire de citron,
qui perd ordinairement beaucoup de ſes vertus
par le trop de tems qu'il reſte dans les boutiques
d'Apotiquaires, à cauſe de l'évaporation lente &
ſucceſſive des parties volatiles acides.

§. I I I.

Le ſuc ou jus de limon a tant de rapport par ſa
nature & ſes vertus avec celui de citron, qu'on
peut très-aiſément le lui ſubſtituer toutes les fois
qu'on le juge à propos. On s'en ſert fréquemment
en Italie, en Eſpagne, en Portugal, dans les pays
chauds, où les limons croiſſent en abondance. Ils
en font de la boiſſon ou de la limonade, dont ils

ſe ſervent non-ſeulement comme d'une boiſſon ordinaire, mais encore très-fréquemment comme reméde, ſurtout en été. On peut voir ce que nous avons dit ci-devant des vertus ſingulieres de ce ſuc dans la peſte.

CHAPITRE VI.
Du vinaigre & du tartre du vin.

§. I.

LE vinaigre pur & tranſparent, eſt une liqueur aqueuſe, aigrelette, ſubtile, mobile & demie pourrie, produite du vin, de la bierre & des autres liqueurs vineuſes au moyen d'une fermentation douce.

§. II.

Les differentes parties du vinaigre, c'eſt-à-dire, les aqueuſes, les ſalines acides, les tartareuſes, les huileuſes-onctueuſes & les ſpiritueuſes–inflammables, entrent dans la compoſition du vinaigre, de maniere cependant que les unes s'uniſſent plus étroitement que les autres. La grande quantité de phlegme dont le vinaigre eſt chargé, ſe manifeſte aſſez d'elle-même ſans qu'il ſoit beſoin d'avoir recours à aucun autre moyen pour la démontrer; les parties ſalines ſe connoiſſent aſſez par l'odeur, la ſaveur & l'efferveſcence que le vinaigre fait avec les alcalis, par d'autres obſervations & par d'autres

expériences ordinaires. De ces parties, les unes
font groffieres, pefantes, tartareufes; les autres
fubtiles, mobiles & volatiles fpiritueufes. Le vinaigre, furtout celui de vin qui eft le meilleur,
diftillé dans une cucurbite au bain de fable, expofé à un petit feu, fournit d'abord une liqueur
très-fubtile, très-mobile, qui fait fentir fur la
langue & les narines fon acidité pénétrante, fpiritueufe, en même tems fubtile & gracieufe. Le
phlegme fuit de près ce principe, & il ne refte
dans la cucurbite qu'un tartre acide, pefant & dif-
gracieux, que l'on fait très-difficilement monter
dans la cucurbite, quoiqu'expofée à un feu affez
fort; lorfqu'on veut donc tirer de cette fubftance
le vinaigre diftillé ordinaire, qui eft bien inférieur
quant à fa vertu médicinale à la liqueur aigrelette
qu'on en a fait fortir, il faut de nouveau faire
diftiller cette fubftance dans une retorte; & lorfque par ce moyen on en a tiré le vinaigre le plus
fort, encore tranfparent, le réfidu eft groffier,
noir, empireumatique, & en le pouffant à un feu
très-violent, on en fait fortir peu à peu une liqueur acide, empireumatique, puante, & enfin
de l'huile. On met enfuite le refte qui eft noir dans
un creufet à calciner, & on peut par le moyen de
la leffive en tirer enfuite un fel alcali fixe, qui au
moyen du feu violent auquel ce réfidu a été expofé, s'eft formé de la terre, de l'huile & d'un

acide rélativement beaucoup plus pefant.

§. I I I.

Les parties huileufes, onctueufes, plus groffieres, fe font connoître non-feulement par la diftillation que nous venons de décrire, mais encore
en laiffant corrompre le vinaigre, comme nous
l'avons indiqué, *Chap.* 1. §. 3. On a d'ailleurs bien
des expériences pratiques qui confirment affez le
mêlange du principe inflammable, fubtil & fpiritueux ; par exemple, le ver de gris, le fel de fa-
turne, le vitriol de mars, préparés avec le vinaigre & diftillés dans une retorte, ou fimplement,
ou en y ajoûtant un peu d'huile de vitriol, fourniffent un efprit acide très-fubtil, qui eft tellement embarraffé avec des particules inflammables
très-déliées, qu'il peut s'enflâmer comme l'efprit
de vin. On détruit la terre foliée de tartre, compofée
de fel fixe de tartre & de vinaigre, lorfqu'on l'expofe dans une retorte à un feu trop violent. On
voit alors s'élever des vapeurs nébuleufes, qui en
fe réuniffant dans le récipient, ont la figure de
l'efprit fubtil du tartre, & il en fort en même tems
une huile jaune d'une agréable odeur, quoiqu'en
très-petite quantité. On fçait de plus que le meilleur vinaigre fe fait avec le meilleur vin & le plus
fpiritueux, & qu'il devient excellent fi on ajoûte
peu à peu une petite quantité d'efprit de vin, au
vin pendant le tems qu'il s'aigrit. On fçait encore

que le vinaigre qui a de la difposition à fe corrompre , fe conferve en y ajoûtant l'efprit de vin , ou
de la graine de moutarde concaffée , & qu'il devient en quelque façon par ce moyen à fon premier état.

§. I V.

Quoique le vinaigre foit une liqueur commune
& affez ordinaire , il eft néanmoins un des plus
grands remédes , furtout s'il eft pur , fubtil & fait
avec de bon vin ; & il l'emporte de beaucoup fur
tous les autres acides végétaux cruds , parce que
fon caractere fubtil , mobile & fpiritueux , le rend
non-feulement calmant , rafraîchiffant , anti-pu-
tride , antorgaftique , diurétique , mais encore diaphorétique & même fudorifique. Il eft par conféquent d'un ufage médicinal bien plus étendu qu'on
ne l'eût penfé d'abord , & on peut fûrement s'en
fervir dans la plûpart des maladies ; c'eft ce que
conftate encore l'éloge qu'en a fait le *grand Boerhaave*. Le vinaigre , dit-il , eft un fel volatil huileux & acide. Son huile en effet eft envelopée d'un
acide léger & fubtil , &c. . . . mais cette compofition eft très-utile , parce qu'elle s'oppofe à la
pourriture , fi commune & fi dangéreufe des humeurs des animaux , & l'huile qui lui eft unie le
mitige & lui ôte un peu de fon âcreté. C'eft en
même tems une liqueur fi pénétrante , qu'elle s'infinue entiérement fans fouffrir aucune altération,

& très-promptement au travers feulement des fubftances les plus denfes ; il peut même paffer à travers de toutes les parties du corps, fi l'on en excepte peut-être quelques petits vaiffeaux ; il pourra
donc fe diftribuer dans plufieurs canaux, & y déployer fes vertus particulieres, y exciter le mouvement vital & la chaleur naturelle. Ils peut fe
mêler facilement avec toutes les humeurs de notre
corps, fans même en excepter les huiles. Cette
fineffe & cette facilité à fe mêler, fait qu'il peut
produire plufieurs effets dans nos corps. C'eft un
excellent rafraîchiffant toutes les fois que la fiévre
eft produite par l'aiguillon d'une bile âcre, par
l'alcalefcence du fel, ou qu'il fe forme quelque
pourriture dans le corps, lorfqu'on a été mordu
de quelque bête vénimeufe, pour appaifer la foif
qu'excitent ces fortes de morfures. C'eft-là fans
doute .pourquoi *Diofcoride* & *Hyppocrate* ont re-
commandé par deffus toutes chofes l'oxicrat édulcoré, avec un peu de miel dans ces fortes de maladies. Les Chirurgiens mêmes ne connoiffent rien
de plus efficace dans les maladies externes, telles
que l'erifipele, le phlegmon & les ulceres putrides.
Rien de mieux que l'oxicrat pour guérir la morfure des animaux vénimeux. La rage nous en fournit un très-bel exemple. Il prévient & calme avec
tant de fuccès les effets de l'yvreffe, que c'eft prefque l'unique reméde qui puiffe calmer les vapeurs

du vin. Bien plus, le vinaigre fait revenir les perfonnes que la trop grande quantité des liqueurs
rend yvres mortes, & il n'eft rien de plus propre
à rétablir le ton des nerfs & la circulation des efprits. Combien de fois a-t'on vû les préparations
chymiques les plus recherchées être d'un vain fecours dans les foibleffes, les langueurs, les léthar-
gies, les affections foporeufes, les fyncopes, les
naufées, les envies de vomir ? Le vinaigre dans
tous ces differens cas m'a été d'un très-grand fecours, foit en le refpirant par les narines, en le
mettant dans la bouche & même en l'avalant. Je
me fouviens qu'il m'a très-bien réuffi, ce qu'on ne
croira qu'après l'avoir éprouvé, dans les convulfions, l'hypocondrie & dans les maladies hiftéri-
ques. *Hyppocrate* & *Galien* avoient donc raifon
d'en faire tant de cas dans les maladies de la rate ;
c'eft un reméde fi efficace, qu'il n'y en a point de
plus puiffant contre la pourriture, la gangrene, le
fphacele, ce que je n'avance que d'après ma propre expérience. Mais il eft inutile de le tant pré-
conifer ; fes vertus font affez connues d'ailleurs.
En effet, ne fe fert-on pas du vinaigre dans les plus
grandes chaleurs de l'automne pour conferver la
chair & le fang, qui fans ce préfervatif tombe-
roient en pourriture ? Je crois encore, foit dit fans
offenfer perfonne, que le vinaigre eft atténuant,
puifque fi on le mêle tiede avec du fang ou du

ſerum, il les diſſout, ne les coagule point, ne forme aucune concrétion polipeuſe, mais réſout doucement les parties coagulées; c'eſt-là pourquoi on le donne avec tant de ſuccès dans les fiévres aigues, dans les accès violens des fiévres ardentes, dans la peſte, la petite-vérole, les maladies peſtilentielles & autres ſemblables, dans leſquelles l'anatomie nous a fait découvrir que les humeurs étoient coagulées & dans leſquelles les ſels alkalis volatils ont ſi peu de ſuccès, parce qu'ils augmentent la vîteſſe & par conſéquent la denſité des humeurs par leur âcreté. On en a un très-bel exemple dans le ſel volatil huileux, que *Sylvius de le Boë* loue au moins beaucoup, s'il n'en eſt lui-même l'Auteur. De quel plus grand prophilactique que celui-ci s'eſt-il ſervi pour ſe préſerver lui-même au milieu des peſtiferés qu'il a eus à traiter? Faiſoit-il autre choſe que de prendre avant que de les voir, une once ou deux de vinaigre? n'a-t'il pas obſervé qu'il fut attaqué d'un violent mal de tête pour avoir une ſeule fois omis de prendre cette précaution? Nous ne connoiſſons pas de ſudorifique plus certain & plus efficace, puiſqu'effectivement ſi on prend le vinaigre en lavage ou tout pur, il excite vivement les ſueurs, & réuſſit dans la peſte & dans les autres maladies malignes plus qu'aucun reméde que ce ſoit, &c.

§. V.

On fait prendre intérieurement le vinaigre pur, ou ce qui vaut mieux encore en lavage, ou édulcoré avec un peu de miel, jusqu'à la concurrence d'une ou deux cuillerées ; on le fait aussi entrer très-facilement dans les compositions aqueuses, quoique dans la pratique ordinaire on ne s'en serve guere de cette façon. On en frotte les narines & on le fait flairer à ceux qui tombent en syncope, en appopléxie & dans les affections soporeuses. Il entre dans les épithemes humides que l'on applique au front, sur les tempes, dans des parties gangrenées, sphacelées, ou mordues & piquées par quelqu'animal enragé ou vénimeux, ordinairement après avoir fait dans ces derniers cas des scarifications ; on le fait aussi entrer dans les gargarismes rafraîchissans, dans les emplâtres vesicatoires, que l'on applique souvent avec beaucoup de succès sur les membres paralytiques.

§. V I.

Le tartre crud de vin, tant le plus pur, blanc & luisant, que le rouge plus impur, different à la vérité par leur forme & leur consistance. Ils ont cependant tant de rapport avec le vinaigre par leur nature & par leur principe, que si l'on en excepte le principe spiritueux inflammable, on pourroit dire que le vinaigre est un tartre fluide & le tartre un vinaigre sec. Il s'en forme dans tous les vins,

surtout

furtout dans les vins du Rhin & dans les autres
chargés d'un principe âcre plus puiffant, & il fe
forme peu à peu des parties terreufes, huileufes,
mucilagineufes & falines acides, qui s'attachent
aux parois des vaiffeaux. Les parties falines aigrelettes, affociées aux parties terreufes fubtiles, fe
diffolvent facilement dans l'eau boüillante, &
prennent, après avoir filtré la leffive dans laquelle
on les diffout, & l'avoir fait évaporer, une forme
folide, féche & un peu criftalline. La détonation
avec le nitre & la diftillation féche, font très-bien
voir les parties inflammables, gommeufes, réfineufes & huileufes. Il y a dans le tartre blanc une
plus grande quantité de fel effentiel aigrelet, &
une moindre de fubftance gommeufe, réfineufe,
huileufe, que dans le rouge.

§. VII.

On fe fert rarement en médecine du tartre en
fubftance; mais on fait entrer le fel effentiel qu'on
en a féparé, & dont la partie la plus déliée s'appelle crême de tartre & la plus groffiere fel vézé-
tal, dans les poudres, les potions, & les infufions aqueufes & vineufes. Cette concretion terreufe & faline, fe diffout promptement dans l'eau
boüillante & lentement dans l'eau tiéde. Elle ne
peut fe diffoudre dans l'eau froide, à moins qu'elle
ne foit réduite en poudre très-fubtile & qu'on ne
l'y laiffe pendant long-tems. C'eft un excellent

reméde pour lâcher doucement le ventre, en l'excitant légérement, & il a les mêmes vertus que les aigrelets les mieux choisis dans les maladies dont nous avons parlé ci-devant. Il surpasse presqu'en vertus le sel d'alleluya, se dissout plus difficilement que lui dans leurs véhicules, & cause plus de nausées aux malades qui en font usage. On le donne depuis un scrupule jusqu'à un demi gros.

CHAPITRE VII.

Du petit lait.

§. I.

LE petit lait se distingue en général en doux & en aigrelet ; l'aigrelet dont il est uniquement question ici, se sépare des autres parties du lait, ou par une douce fermentation spontanée, ou par une précipitation momentanée artificielle. L'autre est un peu plus crud, c'est-là pourquoi on en fait plus rarement usage en médecine, & on ne l'ordonne gueres qu'aux pauvres gens & d'un tempérament fort ; celui-ci au contraire est plus gracieux & d'un usage plus fréquent. Voici comme on le prépare. On verse sur du lait frais, tiéde ou même légérement bouillant, du suc de citron ou de limon, ou du vinaigre pur, ou une solution de pulpe de tamarin faite avec le vin du Rhin ou du sel végétal, ou de la crême de tartre pulvérisée,

autant qu'il en faut pour faire coaguler promptement le lait & féparer la partie butireufe, cafeufe,
la plus épaiffe, de la férofité. On laiffe refroidir la
liqueur pendant quelques minutes, on paffe le
petit lait à travers un linge, & on le fépare par ce
moyen de la matiere terreufe-muqueufe la plus
épaiffe. Si fur une chopine de lait on ne met qu'un
demi gros de créme de tartre, le petit lait qui fe
forme eft un peu blanchâtre & doux. Si au contraire on en met un gros, le petit lait après en
avoir féparé la partie cafeufe paroît verdâtre &
fe trouve d'un goût manifeftement aigrelet ; ainfi
pour préparer du petit lait qui foit bon, il ne faut
fur une chopine de lait mettre que deux fcrupules
de crême de tartre ; en obfervant cette proportion,
le ferum qu'on en retire alors eft un peu aigrelet &
retient néanmoins beaucoup de fa premiere dou-
ceur. Au refte, nous laiffons à la prudence du Médecin à déterminer laquelle de ces proportions eft
préférable pour remplir les indications qui fe préfentent dans les differentes maladies dans lefquelles il l'employe.

§. I I.

Ce liquide aigrelet ou aigrelet-doux contient
dans fa partie aqueufe, qui eft la plus abondante,
plufieurs parties falines aigrelettes, plus ou moins
mèlangées & temperées par d'autres parties mucilagineufes, huileufes, très-adouciffantes ; c'eft-

là pourquoi non-seulement il aigüillonne doucement, il déterge & tempere ; mais il diffout auffi
le fang & la lymphe , il enveloppe les impuretés
âcres , furtout les bilieufes & les alkalines urineufes ; il les transforme & les décharge par les voyes
urinaires : outre cela, il nourrit un peu. C'eft un
excellent reméde que l'on peut faire prendre en
boiffon ordinaire dans l'ébullition de fang & de
bile , dans les fiévres ardentes bilieufes-inflamma-
toires-malignes , dans l'éréfipele , les phlogofes ,
la phrénefie , la manie , les rougeurs du vifage , le
fcorbut , les rhumatifmes , la goutte , l'ictere , les
grandes hémorragies , les ardeurs , le calcul , l'if-
churie , & dans les autres maladies qui dépendent
principalement de la vifcofité , de la chaleur , de
l'âcreté bilieufe ou demi pourrie du fang. Il eft
pareillement d'un affez grand fecours pour les
hectiques , & on le prépare alors de maniere qu'il
foit plus doux qu'aigrelet , crainte qu'en le précipitant trop , fon acidité dominante ne bleffe le
gofier & n'excite la toux , & même ne donne occafion à un enrouëment opiniâtre.

CHAPITRE VIII.

Des tamarins & des raisins de Corinthe.

§. I.

LEs tamarinds, sont les fruits d'une espéce de palmier, qui porte aussi ce nom ; ils sont renfermés dans des cosses fibreuses & pulpeuses, distingués dans des loges membraneuses, dans lesquels se trouvent de petits noyaux durs, carrés, luisans & roussâtres. On fait sécher au soleil les fruits murs que l'on cueille de ces arbres, qui croissent dans l'Arabie, dans l'Inde orientale, dans la nouvelle Espagne pour les conserver pendant plus de tems. Ces fruits, sur tout ceux que l'on a conservés, fermentent & deviennent par cette opération plus murs ; ils sont roussâtres ou noirs, & ces derniers sont les meilleurs à cause de leur plus grande acidité.

§. II.

Les raisins de Corinthe, sont de petits raisins que l'on fait sécher un peu au soleil. On les cueilloit autrefois dans les vignobles des environs de Corinthe, où on les trouvoit en abondance. Mais aujourd'hui, il en vient une si grande quantité à Lepante, à Patras & dans d'autres Isles très-connues de la Gréce, telles que sont les Isles Zacinthe, la Cephalonie, la Thiache, que l'on en peut tirer

de-là pour fournir aux befoins de toutes les Nations. Zacinthe en produit en fi grande abondance,
qu'il s'y en recueille , à ce qu'on dit , au moins
500000 livres tous les ans.

§. III.

La fubftance pulpeufe , tant des raifins de Corinthe que des tamarinds , fe diflout entiérement
dans l'eau , & n'eft compofée que de parties douces , huileufes , mucilagineufes , acides , falines ,
analogues à la crême de tartre. On diftingue facilement ces principes : en effet, on voit dans le jus récemment tiré des raifins de Corinthe, le fel effentiel
fe former peu à peu , lorfqu'au moyen d'une légere
chaleur on a fait réduire ce jus au tiers, & qu'on
l'a enfuite laiffé pendant quelque tems au frais. Il
s'en fépare auffi une huile douce & très-gracieufe
qui nage fur la liqueur. Si on diftille ce fuc après
une légere fermentation , il fournit une grande
quantité d'efprit ardent , enfuite beaucoup de
phlegme , & le réfidu qui eft de la confiftence du
miel , donne à l'efprit de vin que l'on verfe deffus
une odeur aromatique & une couleur rouge , & il
fe précipite au fond un fel effentiel aigrelet. Nous
obfervons à peu près la même chofe dans les tamarinds , lorfqu'on les fait diftiller après les avoir
laiffé fermenter pendant quelque tems, ou les avoir
fimplement fait macérer dans de l'eau. Ils fourniffent dans ce premier cas un efprit inflammable , &

dans le dernier une liqueur acide fort semblable
au vinaigre. Bien plus, si on dissout leur pulpe
dans une suffisante quantité d'eau simple & qu'on
la laisse pendant deux mois dans un lieu frais, il
s'en sépare un sel essentiel, qui par la nature & la
forme de ses cristaux ressemble à ceux du tartre.
On tire ordinairement de six livres cinq ou six
gros de sel essentiel. Nous devons encore observer
ici qu'il se trouve quelquefois sur les branches des
tamarinds, de petites masses salines qui ressem-
blent au tartre lorsqu'elles ont été desséchées par le
soleil, & qui sont formées par l'extravasation du
suc nourricier.

§. IV.

Les raisins de Corinthe & les tamarins adou-
cissent par leurs parties douces, huileuses & muci-
lagineuses ; ils lubrifient & ils facilitent l'expecto-
ration ; leurs parties aigrelettes salines leur donnent la vertu de déterger, de lâcher doucement le
ventre & de calmer le mouvement trop impétueux
du sang & de la bile. Les tamarins & leurs pulpes
doivent être préferés aux raisins de Corinthe, à
cause de leur vertu laxative & tempérante : mais
les raisins de Corinthe l'emportent sur les tamarinds par leur vertu adoucissante & pectorale. On
fait prendre les raisins de Corinthe cuits ou la
pulpe qu'on en sépare, en substance ; ou on les
fait entrer dans les décoctions, les infusions, les

bois & les électuaires, dont on se sert pour calmer
l'àcreté du gosier, la toux, l'ardeur d'urine, la
strangurie, &c. On peut dire la même chose des
tamarinds par rapport à la maniere & à la forme
de les administrer, & de leur pulpe dont on se sert
plus fréquemment que des tamarinds mêmes : on
employe aussi très-souvent cette pulpe pour faire
du petit lait, & on le fait surtout fort à propos
lorsque les maladies peuvent se guérir avec le petit
lait. La pulpe des tamarinds se donne depuis un
gros jusqu'à une demie once & même davantage.

§. V.

On peut rapporter aux aigrelets doux les mieux
choisis, les groseilles, les mures & les cerises de
differentes espéces, qui par leur matiere, leurs
principes, leurs vertus & leurs usages, ont beaucoup de rapport aux tamarins & aux raisins de
Corinthe.